Le pouvoir
anticancer
des émotions

Infographie: Chantal Landry et Luisa da Silva
Correction: Véronique Desjardins et Élyse-Andrée Héroux

Catalogage avant publication de Bibliothèque et Archives nationales du Québec et Bibliothèque et Archives Canada

Boukaram, Christian

   Le pouvoir anticancer des émotions

   Comprend des réf. bibliogr.

   ISBN 978-2-7619-3136-6

   1. Cancer - Aspect psychologique. 2. Émotions - Aspect physiologique. 3. Cancer - Prévention. I. Titre.

RC262.B68 2011   616.99'40019   C2011-942042-2

Avertissement
Ce livre ne décrit pas une méthode miracle pour guérir du cancer. Il complète les connaissances médicales actuelles, mais il ne remplace aucunement les méthodes préventives et les traitements médicaux reconnus.

Il ne faut pas stresser pour être zen.

11-11 (2)

© 2011, Les Éditions de l'Homme,
division du Groupe Sogides inc.,
filiale de Quebecor Media inc.
(Montréal, Québec)

Tous droits réservés

Dépôt légal: 2011
Bibliothèque et Archives nationales du Québec

ISBN 978-2-7619-3136-6

DISTRIBUTEURS EXCLUSIFS:

• Pour le Canada et les États-Unis:
MESSAGERIES ADP*
2315, rue de la Province
Longueuil, Québec J4G 1G4
Tél.: 450 640-1237
Télécopieur: 450 674-6237
* filiale du Groupe Sogides inc.,
  filiale de Quebecor Media inc.

• Pour la France et les autres pays:
INTERFORUM editis
Immeuble Paryseine, 3, Allée de la Seine
94854 Ivry CEDEX
Tél.: 33 (0) 1 49 59 11 56/91
Télécopieur: 33 (0) 1 49 59 11 33
Service commandes France Métropolitaine
Tél.: 33 (0) 2 38 32 71 00
Télécopieur: 33 (0) 2 38 32 71 28
Internet: www.interforum.fr
Service commandes Export – DOM-TOM
Télécopieur: 33 (0) 2 38 32 78 86
Internet: www.interforum.fr
Courriel: cdes-export@interforum.fr

• Pour la Suisse:
INTERFORUM editis SUISSE
Case postale 69 – CH 1701 Fribourg – Suisse
Tél.: 41 (0) 26 460 80 60
Télécopieur: 41 (0) 26 460 80 68
Internet: www.interforumsuisse.ch
Courriel: office@interforumsuisse.ch
Distributeur: OLF S.A.
ZI. 3, Corminbœuf
Case postale 1061 – CH 1701 Fribourg – Suisse
Commandes: Tél.: 41 (0) 26 467 53 33
           Télécopieur: 41 (0) 26 467 54 66
           Internet: www.olf.ch
           Courriel: information@olf.ch

• Pour la Belgique et le Luxembourg:
INTERFORUM editis BENELUX S.A.
Fond Jean-Pâques, 6
B-1348 Louvain-La-Neuve
Téléphone: 32 (0) 10 42 03 20
Télécopieur: 32 (0) 10 41 20 24
Internet: www.interforum.be
Courriel: info@interforum.be

Gouvernement du Québec – Programme de crédit d'impôt pour l'édition de livres – Gestion SODEC – www.sodec.gouv.qc.ca

L'Éditeur bénéficie du soutien de la Société de développement des entreprises culturelles du Québec pour son programme d'édition.

 Conseil des Arts du Canada   Canada Council for the Arts

Nous remercions le Conseil des Arts du Canada de l'aide accordée à notre programme de publication.

Nous reconnaissons l'aide financière du gouvernement du Canada par l'entremise du Fonds du livre du Canada pour nos activités d'édition.

Le pouvoir **anticancer** des émotions

Dr Christian Boukaram, oncologue

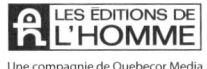

LES ÉDITIONS DE L'HOMME
Une compagnie de Quebecor Media

Ce livre est dédié à la mémoire de mon père,
qui m'a enseigné que la médecine est à la fois une science et un art.

Note de l'auteur

Ce livre, qui se veut accessible à tous, est divisé en trois parties. Théoriques, les six premiers chapitres exposent plusieurs concepts émergents qui contribuent à élargir le spectre des connaissances sur l'être humain et le cancer. De ce fait, certaines des notions présentées peuvent être déstabilisantes ou difficiles à saisir d'emblée. Le lecteur est donc invité à les lire et à les relire à son rythme.

Les chapitres 7 à 10 abordent des questions pratiques et formulent plusieurs conseils anticancer que les gens de tout âge, soucieux d'améliorer les potentialités de leur santé, pourront intégrer à leur quotidien. Le lecteur peut les lire dans l'ordre qu'il préfère, selon ses besoins.

Le chapitre 11 sème des graines au vent. Il s'appuie sur l'ensemble des idées présentées dans les chapitres précédents, unit de multiples théories oncologiques afin d'ouvrir une nouvelle perspective sur le cancer.

Dispersés à travers l'ouvrage, ce livre contient également des témoignages de patients que j'ai côtoyés et qui ont surmonté des statistiques défavorables grâce à une approche nouvelle fondée sur la conscience. Les noms de ces patients, qui ont tous été touchés par le cancer, sont véritables, à l'exception de Michel Lemeilleur. Ce patient a choisi de conserver l'anonymat pour des raisons personnelles.

*Accompagné de ses cinq sens, l'homme explore l'univers
qui l'entoure et baptise son aventure : Science.*

Edwin P. Hubble, astronome

Introduction

Nous sommes à l'aube d'une révolution de la conscience. La révolution scientifique, elle, a déjà commencé. Bien que nous ayons grandement démystifié la partie matérielle de notre corps, nous venons tout juste de percevoir le vaste champ magique et intangible dont il fait partie. Des sciences comme l'épigénétique et la physique quantique ébranlent les fondements de la vie telle que nous pensions la connaître. Elles mettent en doute beaucoup de vérités considérées comme absolues, troublant certaines croyances, mais permettant aussi d'éclaircir des mystères débattus depuis des années. Cette révolution ouvre ainsi la porte de l'évolution. En revanche, il y a deux vérités dont je suis toujours absolument certain :

1. Il n'y a rien de plus important que d'AIMER (... et de faire l'amour...).
2. Nous allons tous mourir : vous, moi, les riches, les athlètes et même les superstars d'Hollywood... TOUT LE MONDE.

Si vous n'êtes pas d'accord avec moi sur le premier point, ce n'est pas grave. Nous pourrions, autour d'un verre, avoir une conversation profonde à propos de notre rôle sur cette terre. Est-ce d'aimer, de créer ou d'apprendre ?

Par contre, le second point me semble irrévocable car accepter la mort, c'est tout comme accepter la vie. Ces notions vont de pair. En toute franchise, si vous êtes allergique à l'idée de mourir, vous aurez même de la difficulté à comprendre ce livre.

En tout cas, j'espère que le cancer ne sera pas votre sonnerie d'alarme.

OUPS... JE L'AI DIT.

BOOUH ! Ce fameux mot qui commence par la lettre *C*... Il est devenu synonyme de souffrance, de combat ou de survie. Les statistiques récentes montrent qu'une personne sur trois pourrait en mourir. Sommes-nous vraiment des victimes ? Si oui, victimes de qui, ou de quoi ? Qu'est cette maladie, au juste, et pourquoi ne l'avons-nous pas encore vaincue ?

N.B. Afin d'alléger le texte, les cellules cancéreuses seront parfois appelées « cellules négatives », en raison de leur charge électrique[1].

Chapitre 1

L'HISTOIRE DU ROI

Il était une fois un royaume appelé Vallée Jeune. Le roi Imaggio y régnait paisiblement depuis plusieurs années et la population l'adorait et l'idolâtrait. C'était un homme juste, avec un cœur d'or. Il aimait servir son peuple et était à l'écoute de ses besoins. En échange, les gens aimaient le servir en le remerciant de son attention. C'était une époque prospère et le royaume s'était épanoui sous son règne. La popularité du roi était telle que même les habitants des royaumes voisins le respectaient.

La vie était magnifique à Vallée Jeune, jusqu'au jour où un événement terrible foudroya le royaume. La fiancée d'Imaggio, sa promise, l'amour de sa vie, fut victime d'un accident tragique. La terreur siégea alors au royaume. Le roi pleura pendant des mois et son cœur devint aigre.

« Comment Dieu, s'il existe vraiment, a-t-il pu me faire ça à moi, Imaggio ? »

Le roi se laissa abattre par cette misère et refusa toute aide. Il repoussa les gens qui l'entouraient et devint extrêmement égoïste. « La vie est dure et injuste », ruminait-il souvent.

Au bout de quelques années, les répercussions étaient devenues effrayantes. Les gens souffraient énormément, mais le roi refusait de les écouter et continuait de multiplier les taxes et redevances. Il donna même comme mission à ses gardes d'emprisonner tout individu qui se dressait contre son autorité. Un régime de peur écrasait maintenant Vallée Jeune, où les besoins de la population étaient complètement négligés. Plusieurs moururent de faim, alors que d'autres luttaient pour survivre et pour satisfaire la volonté du roi.

Un jour, un jeune sujet qui avait perdu plusieurs êtres chers durant cette crise, Minak, décida que c'en était assez, que le roi avait dépassé les limites. Issu d'une tribu de guerriers, Minak réunit une bande de gens révoltés. Toutes les nuits, armés de haine, ils se réunissaient secrètement dans une grotte. Ils élaborèrent un plan d'attaque ensorcelant, afin de multiplier leurs forces, pour détourner les gardes et détrôner Imaggio.

« Nous méritons d'être heureux ! » criaient-ils.

La guerre dura plusieurs mois. Finalement, les révolutionnaires menés par Minak assiégèrent le palais. Les gardes d'Imaggio capitulèrent et les révolutionnaires remportèrent la victoire. Minak se déclara le nouveau roi de Vallée Jeune... qui était plutôt devenue Vallée Morte.

❋ ❋ ❋

Ouf... Quel destin tragique ! Mais que représentent le roi, le royaume, les gardes, Minak ? Et quelle est l'utilité de cette histoire ?

Le royaume représente votre corps, soit l'ensemble de vos cellules. Elles vivent en harmonie ensemble. Encore faut-il que leurs besoins soient satisfaits et que les conditions s'y prêtent. Qui décide de ces conditions ?

Le roi, c'est votre conscience, ce qui gouverne vos pensées, vos choix, vos émotions et vos croyances. Le roi dirige votre royaume. C'est le chef qui influence l'ensemble de vos cellules, c'est-à-dire vous-même.

Les gardes, quant à eux, sont les cellules de votre système immunitaire. Ils défendent votre corps contre les intrus et les rebelles.

Minak personnifie LA cellule négative qui monte son armée de révolutionnaires, représentant le CANCER.

Le plan secret est un changement dans l'ADN.

Chapitre 2

PARADIGMES D'ONCOLOGIE

Une personne sur deux risque d'avoir un cancer au cours de sa vie. Cette maladie est souvent curable et nous avons développé d'excellents traitements pour la combattre, dont la chirurgie, la radiothérapie, la chimiothérapie, l'hyperthermie, la cryothérapie, l'hormonothérapie et l'immunothérapie. De nos jours, lorsque le cancer est détecté relativement tôt, beaucoup de solutions sont possibles. De plus, ces techniques s'améliorent de jour en jour grâce aux efforts des médecins et des chercheurs dédiés à cette cause. Comment ces traitements fonctionnent-ils ? La chirurgie enlève le cancer en l'extrayant ; l'hormonothérapie coupe ses provisions ; l'immunothérapie stimule le système immunitaire. Essentiellement, tous les autres traitements ont pour but de détruire ou de tuer le plus de cellules cancéreuses possible. On largue des bombes et on se croise les doigts. Eh oui, par la voix du président Nixon en 1971, l'humanité a déclaré la guerre à cette maladie.

Est-ce que cela signifie que nous sommes maintenant en sécurité ? Pas vraiment. En 1971, Nixon avait fait la promesse de trouver un traitement dans les cinq années suivantes. Or, la prévalence du cancer n'a jamais diminué. Les plus chanceux s'en tirent sans trop de dommages. Les autres survivants souffrent de séquelles et d'effets secondaires parfois très importants, qui nuisent à la qualité de leur vie. Les problèmes sont les suivants :

1. Les traitements endommagent non seulement les cellules cancéreuses, mais aussi les cellules normales du corps, ce qui entraîne des conséquences néfastes ou des toxicités, et ce, à court, moyen et long terme.
2. Lorsque ces traitements ne fonctionnent pas, le cancer resurgit souvent de manière plus agressive. En d'autres mots, les cellules négatives développent des stratagèmes pour résister aux traitements, tout comme les bactéries développent une résistance aux antibiotiques (nous n'avons jamais gagné cette guerre non plus). Quand la première bataille est perdue, les cellules reviennent, encore plus « négatives », avec de meilleures

tactiques. Elles sont capables de prendre un bon coup de poing, puis de se relever et de poursuivre leur mission.

OK, mais qu'est-ce que je fais, doc? En fait, la mesure la plus efficace demeure la prévention – agir avant que le cancer se déclare. Agir sur ses facteurs de risque connus (tableau 1) ou en détectant tôt la maladie, à des stades précoces et curables.

TABLEAU 1
Quelques facteurs de risque ciblés par la prévention
➢ Tabagisme
➢ Consommation d'alcool
➢ Régime alimentaire inadéquat
➢ Inactivité physique
➢ Exposition à des substances cancérigènes – amiante, teintures, produits chimiques, etc.
➢ Infections et inflammations chroniques
➢ Immunosuppression
➢ Reflux gastriques
➢ Exposition aux radiations (rayons X, rayons gamma, UV-C, etc.)
➢ Antécédents familiaux

Les examens de routine sont effectués régulièrement, surtout chez les gens à risque en raison de leurs habitudes malsaines, de leur passé, de leur âge, etc. Ces examens comprennent la mammographie, l'examen gynécologique (*Pap test*), le toucher rectal et les scopies – des caméras insérées par les orifices naturels. Pas très amusants, ces examens, mais essentiels.

Malgré toutes ces mesures, le cancer demeure présent dans nos vies et le nombre de cas ne fait qu'augmenter. Cette maladie est-elle vraiment inexplicable, ou sommes-nous plutôt mal équipés dans notre façon de l'aborder?

Voici quelques questions sans réponses et faits très mystérieux relativement au cancer:
- Quelle est sa cause exacte? Quelle est sa raison d'être?
- Pourquoi certaines personnes en très bonne santé (par exemple des sportifs, non fumeurs, qui respectent tous les conseils médicaux) développent-elles parfois des cancers dévastateurs?

- Pourquoi certains fumeurs ne développeront jamais le cancer, tandis que des non-fumeurs en seront touchés ?
- Pourquoi des personnes avec d'importants antécédents familiaux développeront-elles le cancer, alors que d'autres, avec le même bagage génétique, ne le développeront jamais ?
- Pourquoi l'efficacité des traitements et les effets secondaires sont-ils imprévisibles ? Pourquoi les cellules cancéreuses et saines réagissent-elles de manière différente à un traitement identique ?
- Pourquoi les traits émotionnels des patients diffèrent-ils selon leur type de maladie ?
- Comment une poignée de patients atteints d'un cancer dit incurable réussissent-ils à guérir et à s'en sortir ?

Voici d'autres données intéressantes au sujet de cette maladie (tableau 2).

TABLEAU 2
Autres données
2.1 Nous savons que cette maladie existait bien avant notre ère. Par exemple, Hippocrate (oui, celui du serment que prêtent les médecins) la traitait avec des pommades en l'an 400 avant Jésus-Christ.
2.2 Nous savons qu'elle peut se développer chez les gens de toute race, tout âge, tout sexe et tout milieu social.
2.3 Nous savons que le cancer se développe souvent dans un endroit du corps précédemment irrité, où il y a déjà inflammation et renouvellement cellulaire[1]. Cela explique la répercussion des facteurs de risque comme le tabagisme, les infections chroniques, les radiations, l'exposition prolongée à l'acidité, les tatouages, les anciennes brûlures ou cicatrices, etc., bref, tout endroit où il y a endommagement et réparation cellulaire (s'il vous plaît, cessez d'examiner vos cicatrices). Les examens de dépistage, comme le *Pap test* et les scopies, permettent de détecter ces zones de notre corps à risque de transformation.
2.4 Nous savons que tout commence par l'ADN d'une seule cellule du corps (comme Minak) qui se multiplie et envahit tout ce qui l'entoure avant de mener le combat à distance au moyen de métastases. Contrairement à ce qui se produit lors d'une

infection, c'est une des cellules de notre corps qui nous attaque, et non une bactérie venue de l'extérieur.

2.5 Nous savons que la cellule cancéreuse régresse à un stade antérieur de l'évolution, soit à un stade enfantin ou indifférencié. Au départ, nous naissons d'une cellule formée par l'union d'un spermatozoïde et d'un ovule de nos parents. Cette première cellule est à un stade enfantin et elle est capable de se multiplier pour former n'importe quelle cellule du corps. Elle possède un pouvoir de transformation et de spécialisation. Elle se divise rapidement pour former des cellules matures qui se perfectionnent en systèmes (par exemple les cellules du foie, du sein). La cellule négative, elle, fait le trajet inverse. De cellule mature, elle revient au stade enfantin. Elle passe alors incognito et peut se multiplier rapidement. Plus elle régresse et perd sa différenciation, plus elle est difficile à traiter.

2.6 Nous savons que ces cellules cancéreuses forment une masse et n'obéissent aucunement aux lois territoriales des tissus environnants. Normalement, les cellules connaissent les frontières et les limites physiques de leur existence. Mais pas les cellules négatives qui, comme Napoléon, partent à la conquête de tous les pays voisins, détruisant tout ce qui se trouve sur leur chemin et qui les empêche d'établir leur empire. De cette manière, elles attaquent et prennent possession du royaume.

2.7 Nous savons que le cancer a des bases génétiques, mais n'est pas une maladie héréditaire comme l'hémophilie. Si les parents l'ont eu, cela ne veut pas dire que les enfants l'auront nécessairement. La génétique n'est qu'un élément parmi tant d'autres à considérer.

2.8 Nous savons que d'autres facteurs sont en cause, en plus des facteurs de risque connus, puisqu'il arrive que des individus ayant tous les facteurs de risque (y compris la génétique) ne développent JAMAIS le cancer, alors que d'autres, qui ne présentent aucun facteur de risque, le développent.

2.9 Nous savons que les cellules cancéreuses sont intelligentes, car elles sont capables de s'adapter et de résister à nos traitements. Elles réussissent à déjouer les molécules pharmaceutiques, même celles de nos médicaments les plus prometteurs.

2.10 Nous savons que des cellules négatives se développent régulièrement dans notre corps[2-3], mais que le système immunitaire les reconnaît et les détruit bien avant qu'elles se multiplient. Par contre, lorsque notre système de défense naturel est affaibli, ces cellules négatives peuvent le déjouer et se développer en cancer.

Dans le but de faciliter la compréhension, j'ai réduit le tout à cette équation :

Cancer = A + B + C
A = Susceptibilité génétique
B = Tous les facteurs de risque connus, comme les habitudes de vie et les inflammations chroniques, auxquels correspondent les recommandations médicales actuelles
C = (?)

La présence des facteurs **A** et **B** peut parfois suffire pour causer le cancer, mais ce n'est pas une règle absolue. Il semble donc exister un autre facteur (**C**) qui influe sur l'ADN et sur l'équation. De nouvelles méthodes scientifiques très sophistiquées semblent l'avoir identifié, et cela change les paradigmes oncologiques actuels.

Ce que les anciens sages croyaient et ce que la majorité des gens pensent instinctivement peut-il être vrai ?

Chapitre 3

LE RETOUR DES ÉMOTIONS

Le cancer touche donc un individu sur deux. Cet individu peut être blanc, noir, jeune, âgé, pauvre, riche, avec ou sans susceptibilité génétique. Cela ne change pas grand-chose, car le cancer est imprévisible selon ces paramètres physiques. Les habitudes comme le tabagisme ne sont pas non plus des causes en soi. Au fait, est-ce que quelqu'un, dans l'histoire, a déjà remarqué un lien avec la psyché ou les émotions ? Bien sûr.

LE LIEN MANQUANT ?

Platon, Galien et Socrate le mentionnent tous. Galien (un célèbre médecin grec) rapporte un lien avec les émotions dans son manuscrit sur la dépression et le cancer du sein. Socrate dit même qu'ignorer ce lien serait faillir à son rôle de médecin[1]. Selon une importante étude de la littérature du XIXe siècle effectuée par Lawrence LeShan, l'histoire émotionnelle des patients a un rôle déterminant dans cette maladie et son évolution[2]. Ce psychologue américain a par la suite publié plusieurs travaux cliniques illustrant les origines émotives du cancer[2-5]. Durant les années 1960, l'Académie des sciences de New York a tenu deux conférences importantes sur les aspects psychologiques de cette maladie et a publié des données démontrant son lien avec les émotions[1, 6-7].

Wilhelm Reich, un disciple de Freud, est arrivé à la même conclusion. Le cancer, selon lui, n'est qu'une manifestation d'un long processus qui serait causé par la carence de l'énergie vitale du corps. L'origine de cette carence serait une anxiété causée par la stagnation de l'énergie sexuelle[8]. Le Dr Ryke Geerd Hamer, médecin allemand ayant développé un cancer des testicules après la mort de son fils, a lui aussi consacré sa vie à cette cause. Il a conclu, selon les recherches menées avec ses patients, que les émotions sont à l'origine de la maladie cancéreuse.

Selon lui, tout commence par un choc extrêmement brutal, un conflit aigu et dramatique perçu comme l'un des plus sérieux jamais vécus[9]. Le Dr Michel Moirot fut un autre pionnier dans l'étude de ce lien. Pour prouver l'origine psychosomatique du cancer, ce remarquable savant avait enquêté auprès de plus de 4 000 malades dans plusieurs régions européennes[10]. Il en a déduit que le cancer traduit l'autodestruction d'un sujet, somatisée dans un organe cible capable d'incarner cette destruction. Il suffit qu'un choc psychique rejette le sujet hors de son univers pour déclencher le processus cancéreux. Selon lui, pour éviter le cancer, nous devrions apprendre à nous prendre beaucoup moins au sérieux.

Après 30 ans de suivi et de données prospectives auprès de plus de 1300 personnes, le Dr Caroline Bedell Thomas, de l'école de médecine Johns Hopkins, a mis en évidence des facteurs psychologiques indicateurs de cinq maladies. En 1973, elle a conclu que le cancer est la maladie la plus clairement liée aux traits psychologiques[11-14]. Des caractéristiques communes prédisposeraient à son développement :

- un manque de lien avec un des parents ;
- des sentiments de désespoir durant les situations difficiles ;
- une incapacité à exprimer ses émotions ;
- une perte importante (d'un conjoint, d'un travail, etc.) survenue un ou deux ans avant le diagnostic de cancer.

Ses études concluent que ces prédispositions conduisent l'individu à une dissociation de la paix et de la sécurité, soit à un sentiment d'isolement de l'univers, une aliénation, un éloignement de sa source[1, 11-14].

Beaucoup d'ouvrages scientifiques reliant la personnalité et les émotions à la maladie cancéreuse ont été publiés par le psychologue Ronald Grossarth-Maticek[15-24]. Son travail a commencé durant les années 1960, quand il a réussi, lui aussi, à mettre en évidence des traits déterminants prédisposant au cancer, soit le sentiment de désespoir et la répression des émotions. Fait intéressant, l'hostilité et l'agressivité caractériseraient plutôt les gens qui développent des maladies cardiaques. Ce savant a suivi 130 patients pendant plus de 10 ans et a réussi à prédire avec une précision significative les décès par cancer ou par maladie cardiaque. Dans une autre étude, il a séparé en deux groupes des sujets dont les traits psychologiques prédisposaient au cancer, et il a proposé à l'un des groupes un soutien psychologique (relaxation, hypnose, visualisation, etc.), alors que l'autre groupe n'a bénéficié d'aucune thérapie. Il a découvert qu'il est possible de modifier le taux de mortalité par les cancers et les maladies cardiaques grâce à un soutien psychologique approprié. Pour la première fois, on démontrait qu'une telle démarche pouvait aider à prévenir le cancer chez des personnes saines mais prédisposées psychologiquement. Quelques heures de thérapie pouvaient suffire. Il mena par la suite une autre étude auprès de 100 patientes atteintes d'un cancer incurable du sein. Comparé au traitement par chimiothérapie, le soutien psychologique s'est révélé plus efficace. Les femmes ayant bénéficié uniquement d'un soutien psychologique ont vécu plus longtemps que celles ayant subi la chimiothérapie. Par contre, celles ayant bénéficié des deux formes de thérapie ont eu le meilleur taux de survie. Il est certain que les traitements de chimiothérapie ont grandement évolué depuis ce temps, néanmoins il est important de remarquer l'efficacité phénoménale du soutien psychologique.

En 1989, le Dr David Spiegel a publié un article dans le prestigieux périodique *The Lancet*. Il y rapportait que le soutien psychologique doublait les chances de survie des patientes avec cancer incurable du sein[25]. Cette étude effectuée auprès de 86 femmes a démontré qu'une thérapie de soutien de groupe et d'apprentissage de l'autohypnose pouvait aider à traiter la maladie. Face au diagnostic sombre, ces femmes ont survécu 36,6 mois, par comparaison à 18,9 mois chez celles n'ayant pas bénéficié de thérapie de soutien.

Le très réputé oncologue Carl Simonton a écrit plusieurs livres sur ce sujet[26-28]. Il a montré qu'on pouvait grandement augmenter les chances de guérison avec des méthodes telles que la méditation, la visualisation, l'hypnose et le *biofeedback*. Le centre qu'il a fondé est une organisation à but non lucratif dédiée à l'amélioration de la vie des patients et de leurs proches par le soutien psychologique et social. Après 40 ans d'opération, ce centre suscite encore un intérêt national et international. Sa méthode a été enseignée dans plusieurs pays.

Il existe de nombreuses autres données cliniques reliant notre psyché et nos émotions au cancer. Ces données sont résumées dans le tableau 3.

TABLEAU 3
Impact de la dimension psychologique sur le développement ou la gravité du cancer
1926, Evans (disciple de Carl Jung) : Le cancer est causé par une tristesse excessive ou par un deuil. Le cancer se déclare chez ceux qui investissent leur identité dans un objet ou un rôle[29].
1954, Blumberg : Le cancer est relié à la personnalité et à la relation individuelle des gens avec leurs émotions[30].
1955, Reznikoff : Le cancer et la personnalité sont liés[31].
1957, Klopfer : La sphère psychologique (les mécanismes de défense de l'ego) est liée à la carcinogenèse[32].
1958, Greene : Un deuil important ou une séparation causant un désespoir sont reliés au cancer[33].
1963-1969, Kissen : Certains fumeurs développent le cancer, mais d'autres, non. On explique cela par le fait que ceux qui développent le cancer utilisent la cigarette comme moyen d'évacuer leurs émotions[34].
1966, Schmale et Iker : Le cancer est lié au désespoir. Ce sentiment peut être utilisé comme outil pour prédire la maladie cancéreuse[35].
1965, Giovacchini et Muslin : Le cancer et l'ego sont liés[36].
1966, Bahnson : L'ego est un facteur causal du cancer[6].
1979, Derogatis : Le désespoir et le cancer sont liés. Une attitude positive diminue la mortalité du cancer[37].
1980, Simonton : Le soutien émotionnel diminue la mortalité du cancer[28].
1980, Dattore : Les émotions et le cancer sont liés[38].
1985, Greer : Le cancer et le désespoir sont liés. Une attitude positive diminue la mortalité du cancer[39].
1985, Pettingale : Le cancer et le désespoir sont liés. Une attitude positive diminue la mortalité du cancer[40].
1987, Temoshok : Les éléments psychologiques et le cancer sont liés. Exprimer ses émotions et maîtriser le désespoir (attitude positive) ont un impact important et diminuent les chances de mourir de cette maladie[41].

1988, Redd et Jacobsen : Le cancer et le désespoir sont liés. Une attitude positive diminue les chances de mourir du cancer[42].
1988, Levy : Une attitude positive diminue les chances de mourir du cancer[43].
1988, Smith : La personnalité et le cancer sont liés[44].
1989, Gross : Les émotions et le cancer sont liés[45].
1989, Stein *et al.* : Le cancer et le désespoir sont liés. Une attitude positive diminue les chances de mourir de cette maladie[46].
1990, Zevon et Corn : La personnalité et le cancer sont liés[47].
1990, Linkins et Comstock : La dépression et le cancer sont liés[48].
1990, Jasmin *et al.* : Les traits psychologiques sont liés au risque de cancer[49].
1991, Brissette : Les émotions et le cancer sont liés[50].
1991, Baltrusch *et al.* : Les émotions et la personnalité sont liées au cancer[51].
1993, Fawzy *et al.* : Le soutien émotionnel diminue de quatre fois la mortalité du cancer[52-53].
1994, Fox *et al.* : Le cancer est lié à l'isolement social, à la répression des émotions et à un deuil récent important[54].
1996, Bryla : La personnalité et les événements stressants de la vie sont liés au cancer[55].
1998, Penninx *et al.* : L'incidence du cancer est augmentée par des émotions négatives[56].
1999, Faller : L'attitude positive améliore la survie des cancéreux, contrairement à la dépression et à la détresse émotionnelle[57].
1999, Walker : Les émotions et le cancer sont liés[58].
1999, Watson : La dépression et le désespoir sont liés au cancer[59].
2000, Reynaert : Il existe un lien entre émotions et cancer[60].
2001, Price : Un traumatisme émotionnel augmente significativement (jusqu'à neuf fois) le risque de cancer[61].
2003, Brown : Dépression et cancer sont liés[62].
2003, Lillberg *et al.* : Le risque de développer le cancer double chez les personnes traversant une séparation ou un divorce ou après la perte du conjoint (étude menée auprès de 10 000 personnes)[63].

2004, Reiche : Le cancer et la gestion du stress sont liés[64].
2004, Cunningham et Watson : Le cancer peut être influencé par une thérapie psychologique[65].
2005, Ornish : Un programme de santé mentale peut réduire la gravité du cancer[66].
2005, Ollonen *et al.* : Il existe un lien entre l'ego et le développement du cancer[67].
2006, Nakaya *et al.* : Les traits psychologiques peuvent être utilisés afin de prédire la gravité du cancer[68].
2006, Beresford : L'ego et la gravité du cancer sont liés[69].
2006, Nagano : La personnalité et le cancer sont liés[70].
2008, Zozulya *et al.* : La personnalité et le cancer sont liés. Les thérapies de soutien peuvent avoir un effet bénéfique sur le malade[71].
2009, Tran *et al.* : La mortalité cancéreuse est quatre fois plus élevée chez les gens atteints de troubles mentaux comme la schizophrénie[72].
2010, Sanzo *et al.* : Les facteurs psychologiques peuvent augmenter la gravité du cancer[73].
2010, Giese-Davis *et al.* : La dépression, les émotions et le cancer sont liés[74].

Comme on le voit, une quantité impressionnante d'études relient la sphère psychique au cancer. Cela n'en constituait qu'un bref survol, et beaucoup d'autres études sont en cours. Elles indiquent toutes que les pensées, les émotions, la personnalité, le style d'adaptation et l'ego sont des facteurs indépendants très importants à considérer dans l'apparition et la gravité de la maladie. La tâche de démontrer un tel lien est aussi compliquée que d'essayer de filmer un rêve, car les émotions sont, comme les rêves, un phénomène abstrait et subjectif. Les études prospectives effectuées sur 10 ou 20 ans sont aussi fort coûteuses. Je suis donc émerveillé par la témérité des chercheurs et par leur travail phénoménal.

Permettez-moi maintenant de vous décrire mon premier contact avec le milieu de l'oncologie. En tant qu'étudiants en médecine, on nous exposait à toutes les disciplines médicales pour que nous puissions mieux choisir notre spécialisation. Durant mon stage en oncologie, je travaillais chaque semaine dans une clinique où l'on traitait un type particulier de cancer, ce qui m'a permis d'avoir une idée générale de la spécialité. J'ai bien aimé mon stage. Malgré l'accablement et la souffrance des patients, j'y ai vu l'occasion de les aider du mieux que je pouvais. Au bout d'un mois, j'ai posé la question suivante :

« Pourquoi les femmes ayant un cancer peu évolué du sein (*in situ*) montrent-elles une préoccupation importante par rapport à leur maladie, alors que les femmes atteintes d'un cancer de la gorge semblent moins préoccupées, bien que cette maladie soit plus grave ? Est-ce parce que celles-ci, des femmes qui boivent et fument généralement plus, évacuent leurs émotions par ces moyens ? Ou est-ce leur personnalité qui fait en sorte qu'elles s'exposent davantage à la cigarette ou à des facteurs de risque différents ? »

On m'a répondu : « En toute sincérité, on ne sait pas, mais tous les malades semblent avoir une personnalité propre à leur type de cancer. »

Bien sûr, j'étais alors trop inexpérimenté pour en conclure quoi que ce fût. J'ai tout de même choisi de me spécialiser en oncologie, parce que j'avais beaucoup d'affinités avec les intervenants. Ceux qui se ressemblent s'assemblent. J'ai par la suite fait des stages de 3 à 6 mois où je n'étais en contact qu'avec des patients atteints d'un type de cancer particulier. Les stages étaient divisés en cancers d'origine gynécologique, neurologique, digestif, etc. Comme je suis de nature « caméléon », j'ai souvent tendance à m'adapter à l'environnement dans lequel je suis. Je l'absorbe parfois comme une éponge. À la fin de chaque stage, je remarquais que ma personnalité avait changé. Elle comportait alors un certain trait particulier qui disparaissait quand j'entamais le stage suivant.

Maintenant que je pratique la médecine depuis plusieurs années, beaucoup de mes patients me rapportent, dès notre première rencontre, qu'ils croient avoir développé le cancer en raison de leur état mental. Ils disent avoir récemment subi une perte importante ou vécu un désespoir hors de l'ordinaire. Les résultats des différentes études citées plus haut ne me surprennent donc pas.

❖ ❖ ❖

« Je pense que, lorsqu'on se maintient de façon prolongée dans l'absence de joie, en entretenant des pensées qui sont liées au passé ou des pensées négatives, on se retrouve en dehors des rails de sa vie. En n'accédant plus à sa joie profonde, on devient déséquilibré. Pendant plusieurs années, j'ai réussi à faire semblant que tout allait bien et à maintenir ce rythme, mais, à une certaine période, il est survenu dans ma vie trop de deuils, des pertes très significatives d'êtres que j'aimais profondément. Après mon mari, ses deux frères sont décédés, puis un de ses cousins, et ma belle-mère. Tout ça alors que je soutenais deux amies très proches atteintes de cancer. Lorsqu'une autre grande amie est décédée d'un problème cardiaque, ç'a été la goutte qui a fait déborder le vase. Je me souviens très bien qu'à ce moment-là j'avais une surcharge sur le plan professionnel, donc une surcharge sur le plan du stress, alors, quand on met tout ça ensemble… Pour moi, le cancer a été le coup de départ, l'obligation de transformer ma vie, pour retrouver ma santé, ma joie de vivre et mon bonheur. »

JOHANNE ROBITAILLE MANOUVRIER, 58 ans,
patiente de l'hôpital Maisonneuve-Rosemont, Montréal

« Pendant plusieurs années, j'ai mal géré mes émotions. Je les gardais à l'intérieur de moi. À la longue, ça laisse des séquelles importantes dans notre corps et ceci, je l'ai vécu à quelques reprises. Je n'ai pas toujours écouté mon corps. Je n'ai pas su comment gérer mes émotions négatives. Je réalise que j'ai fait beaucoup de déni pendant quelques années et je suis convaincue que ça a eu une répercussion sur le cancer. »

MIREILLE HUGUENIN, 54 ans,
patiente de l'hôpital Maisonneuve-Rosemont, Montréal

LE DANGER DE L'ADRÉNALINE

L'état de santé optimal de l'être humain semble correspondre à un état de paix durant lequel tous les systèmes s'articulent de manière idéale. Dans cet état d'équilibre, il n'existe aucune pensée négative. Nos ancêtres ne jouissaient évidemment pas toujours d'un tel privilège. Certainement pas lorsqu'ils voyaient un ours apparaître derrière un arbuste. À ce moment-là, plusieurs pensées pouvaient surgir, par exemple « Je vais me faire dévorer » ou « Pourquoi ai-je laissé mon couteau dans la grotte ? ». Ces pensées sonnent l'alarme dans le corps, lui transmettent un signal de danger. Ce signal, c'est la peur, et il induit un état d'anxiété. L'adrénaline[*] est le messager livrant cet appel à l'aide à toutes les cellules : « Ça va mal ! » Le plan « danger » est alors actionné par tout le corps, en commençant par le cœur qui

---

*   D'autres hormones, tel le cortisol, sont aussi impliquées.

augmente la fréquence de ses battements pour pomper plus de sang vers les muscles et les préparer à s'activer. Le système vasculaire se resserre à plusieurs endroits pour favoriser l'augmentation de la pression artérielle. En augmentant la pression aux muscles, il diminue l'apport de sang aux systèmes digestif et urinaire. Les bras et les cuisses se préparent au combat ou à la fuite. L'adrénaline agit aussi sur le cerveau et nous force à nous concentrer. Elle le pousse à être alerte et à calculer toutes sortes de possibilités dans cet environnement dangereux[75]. Cet état d'alarme est le contraire de l'état de paix mentionné précédemment. C'est un état où une partie du système est mobilisée et l'autre, « endormie » ou négligée.

Effets de l'adrénaline

Nos émotions peuvent affecter de diverses manières le corps et l'équation du cancer. Beaucoup de ces processus sont identifiés depuis de nombreuses années ; d'autres ont été révélés par des découvertes récentes. La section suivante rapporte quelques-uns de ces liens, alors que d'autres explications seront données plus loin dans cet ouvrage.

A- Affaiblissement des défenses naturelles du corps

La psycho-neuro-immunologie est une science qui étudie l'impact de la dimension psychologique sur le corps et le système immunitaire. Il est maintenant clairement établi que nos cellules font partie d'un système élaboré, impliquant de nombreux mécanismes de communications et d'interactions[60,76].

Le système immunitaire joue plusieurs rôles. Il est impliqué dans les processus inflammatoires qui permettent de réparer les tissus endommagés. De plus, il a la responsabilité de nous défendre contre les cellules qui cherchent à nous envahir. Ces dernières peuvent provenir de l'extérieur (bactéries, virus, autres microbes) ou de l'intérieur du corps (cellules cancéreuses). Tous les jours, des cellules anormales sont détectées et éliminées sur-le-champ, avant qu'elles se multiplient ou qu'elles prennent de l'importance. Nos défenses naturelles exécutent ces ennemis, prévenant ainsi leurs ravages.

Il est maintenant démontré que le système immunitaire fonctionne de manière optimale lorsqu'on se sent serein. On lui donne alors les éléments nécessaires pour qu'il remplisse parfaitement bien ses fonctions. Le contraire est tout aussi vrai. Les états prolongés d'anxiété ou de détresse émotive (deuil non résolu, dépression, etc.) nuisent au système immunitaire. Ces états émotionnels négatifs diminuent le nombre et la qualité des cellules protectrices, y compris de celles responsables de nous défendre contre les cellules cancéreuses[*]. Le désespoir, l'isolement social, les discordes familiales persistantes sont des facteurs reconnus qui affaiblissent le système immunitaire[53, 60, 77-83]. Quand les conditions des gardes du roi sont mauvaises, la qualité de leur travail s'en ressent, ce qui laisse la porte grande ouverte aux intrus. Ces derniers peuvent attaquer par surprise, en commandos, puisque personne ne les surveille adéquatement. Ce phénomène appelé « dépression de la surveillance immunitaire » est parfois observé chez les greffés, qui sont ainsi plus enclins à développer certains cancers.

La psycho-neuro-immunologie a une portée très grande. Elle a démontré qu'un diagnostic de cancer est aussi un événement qui entraîne une baisse du système immunitaire chez d'autres membres de la famille immédiate[84]. Quel cercle vicieux ! Heureusement, plusieurs interventions psychologiques, par exemple la psychothérapie, l'hypnose, la méditation, la visualisation, la relaxation et la régulation des émotions, sont d'excellents outils pour renforcer le système immunitaire[52-53, 85-88]. Même le rire, on l'a prouvé, est un moyen de renforcer les cellules anticancer[89-90].

Souriez, c'est contagieux !

B- Stimulation des cellules cancéreuses

En plus d'agir sur le système immunitaire, l'adrénaline agit directement sur les cellules cancéreuses.

En premier lieu, l'adrénaline déclenche la production de produits d'inflammation. Ces facteurs inflammatoires sont des catalyseurs du cancer, c'est-à-dire qu'ils agissent comme des messagers qui poussent les cellules cancéreuses à se développer[91-95, 102]. Cela constitue en partie la raison pour laquelle les inflammations chroniques peuvent se transformer en cancer.

En deuxième lieu, l'adrénaline stimule directement les cellules cancéreuses. Des études récentes ont montré l'existence de récepteurs d'adrénaline situés carrément sur la membrane des cellules cancéreuses. Et des expériences montrent que ces dernières se multiplient trois fois plus vite en présence d'émotions négatives ou pendant des états d'anxiété ou de désespoir[95-97].

---

[*] Ces agents comprennent lymphocytes T cytotoxiques et cellules Natural Killer.

En troisième lieu, l'adrénaline améliore l'environnement des cellules cancéreuses. Elle augmente leur irrigation sanguine et leur donne plus de nutriments et d'oxygène pour grandir et se développer de manière accélérée[91-94, 98-100].

En quatrième lieu, l'adrénaline stimule l'instinct de survie des cellules cancéreuses. Elle les pousse à augmenter leur longévité et à devenir invincibles, indestructibles et immortelles[101].

Finalement, l'adrénaline améliore le potentiel de formation de métastases des cellules cancéreuses. Elle leur fournit des armes pour les aider à se battre à distance et à envahir le corps, permettant au cancer de se « généraliser »[91-95, 102].

C- Synergie avec les facteurs de risque connus

Les recherches montrent que les émotions négatives peuvent aussi nuire à la réparation de l'ADN et agir en synergie avec les facteurs cancérigènes déjà identifiés[103]. Ils augmentent ainsi le potentiel cancérigène d'autres éléments tels que le tabagisme, les infections chroniques et les rayons UV, créant un territoire favorable au cancer[91, 104-105].

Le domaine psychique est vaste et peu exploré par la science, mais de nouvelles technologies permettent de mettre en évidence son influence très importante sur les composantes physiques du corps. De plus, les recherches démontrent une chose alarmante : des conditions anxiogènes intenses peuvent provoquer une hausse spectaculaire (30 fois) de l'agressivité du cancer et favoriser l'apparition de métastases. D'autres données expérimentales prouvent que l'administration d'un médicament qui bloque l'adrénaline (bêtabloqueur) réduit ce processus et permet de contrôler la progression du cancer[95, 99, 106]. Fait intéressant, certaines études cardiovasculaires avaient déjà révélé que chez les patients qui prenaient des bêtabloqueurs, le taux d'apparition de cancers subissait une réduction allant jusqu'à 50 %[107-108]. Il existe cependant d'autres méthodes pour contrôler le taux d'adrénaline dans le corps.

LE RÔLE DES ÉMOTIONS

Avec l'évolution, nous sommes devenus les rois de la chaîne alimentaire et avons développé toutes sortes d'outils qui nous ont aidés à nous défendre contre de nombreux dangers physiques de la nature. Avec le développement de notre système nerveux, nous sommes aussi devenus des êtres sociaux. Notre environnement ne comporte plus seulement des dangers physiques, mais il recèle aussi des dangers moraux et psychologiques. Le messager est demeuré le même, soit l'adrénaline, mais le message a évolué et a tissé un fabuleux réseau invisible – les émotions négatives. Chaque émotion négative correspond à un état de danger distinct. Les émotions sont donc des signaux spécialisés traduisant un message spécifique en rapport avec une situation vécue. De la même manière que le messager informe le capitaine qu'il y a un trou dans la coque du bateau ou qu'il n'y a plus d'eau potable, chaque émotion contient une instruction sur le danger moral ou psychologique vécu. Elle nous donne aussi l'énergie nécessaire pour l'affronter.

Que se passe-t-il quand le capitaine fait la sourde oreille ? Le messager revient en force, car le danger est toujours présent. « Capitaine, je sais que vous êtes occupé à autre chose, mais il y a un trou dans la coque ! » Quand on ne l'écoute pas, l'adrénaline induit des changements néfastes. Elle sort le corps de l'état de paix et nuit à certains systèmes, par exemple les systèmes digestif, urinaire et immunitaire. Les émotions esquivées rompent donc l'état d'équilibre et ont des conséquences dangereuses pour la santé. Pour retrouver l'état de paix, il faut écouter le messager et régler son problème pour qu'il cesse de sonner l'alarme.

Une émotion est une énergie pure qui nous motive. C'est une pression psychologique nous poussant à AGIR. C'est un message dont on peut se servir pour continuer à grandir, à évoluer et à induire des changements dans notre monde. Plusieurs personnes ne le savent pas. Elles sont découragées par la montée de pression engendrée par l'adrénaline et essaient de réprimer cet état de danger par de mauvaises habitudes comme le tabagisme. La cigarette, certes, constitue un excellent antidote chimique par son effet relaxant. Le message émotif, par contre, demeure présent. Le messager reviendra donc une fois que l'antidote ne fera plus son effet. Quand on a peur de la montée d'adrénaline, on a peur du messager. On a alors peur de la peur. Lorsque nous l'affrontons, nous pouvons enfin entendre le messager et trouver une solution à la situation dangereuse, qu'elle soit réelle ou fictive.

Les émotions sont NORMALES et ESSENTIELLES. Elles ne sont ni bonnes ni mauvaises. Si on les appelle « émotions négatives », c'est seulement en raison du sentiment désagréable (la peur) qui les accompagne[75]. Ce sentiment désagréable est cependant nécessaire pour susciter une action urgente.

Nous avons tous des besoins à combler. Nos émotions nous indiquent à quel besoin nous devons prêter attention, tout comme les voyants d'un tableau de bord nous indiquent les problèmes précis à régler. Quand vous conduisez votre auto et que le symbole de l'huile s'allume, vous savez quoi faire, n'est-ce pas ? Le niveau d'huile moteur est trop bas et vous vous arrêtez à la prochaine station-service pour en ajouter. Puis vous vous essuyez les mains et vous repartez ! Si vous êtes nul en mécanique, vous demandez au garagiste de s'en occuper. Bref, vous savez quoi faire, parce que vous avez appris le langage de l'automobile et savez qu'il est dangereux de continuer à rouler quand le voyant d'huile est allumé. Eh bien, c'est la même chose pour nos émotions ! L'ennui, la colère, la culpabilité, la tristesse, l'inadéquation, le stress… TOUTES ces émotions sont sur le tableau de bord. Nous pouvons les utiliser à notre avantage.

LA NATURE DES ÉMOTIONS

Nous pensons les comprendre, mais nous n'en parlons jamais. Pourtant, leur déchiffrement est primordial. En utilisant toutes les métaphores possibles, tentez de définir en quelques mots les termes suivants.

Ennui : _____
_____
_____
_____
_____

Colère : _____
_____
_____
_____
_____

Culpabilité : _____
_____
_____
_____
_____

Tristesse : _____
_____
_____
_____
_____

Solitude : _____
_____
_____
_____
_____

Inadéquation : _____
_____
_____
_____
_____

Stress : _____
_____
_____
_____
_____

Frustration : _____
_____
_____
_____
_____

Dépression : _____
_____
_____
_____
_____

LES ÉMOTIONS PRIMAIRES NÉGATIVES

Il n'existe pas de définition ou de théorie uniques des émotions. Il en existe plusieurs et toutes semblent décrire un sentiment intense consécutif à une expérience psychologique. Vu qu'aucune théorie ne peut à elle seule expliquer tous les aspects de l'expérience, aucune catégorisation des émotions n'est possible, ce qui montre que ce domaine relève fort probablement de l'irrationnel ou de l'illogisme[109].

La description d'une émotion est aussi complexe que la description d'une œuvre d'art. Certaines personnes peuvent rattacher une œuvre au style moderne, contemporain ou autre. Mais l'œuvre d'art reste une expérience que l'on ressent et que l'on vit. Les limites et les catégories n'existent pas dans le domaine de l'irrationnel, elles n'existent que dans le monde logique et physique. Une émotion est une sensation, une pure compréhension. Quels mots utiliser pour évoquer la subtilité d'une nuance de peinture? Il existe tant de nuances pour chaque couleur! Allez choisir de la peinture pour repeindre votre salon, et vous le verrez bien. Calvin Banyan, dans *The Secret Language of Feelings*[73], décrit une palette d'émotions constituée de sept couleurs de base dont on peut se servir pour décoder le message émotif. Sa méthode facile permet de prêter rapidement attention aux messages émotifs afin de les régler.

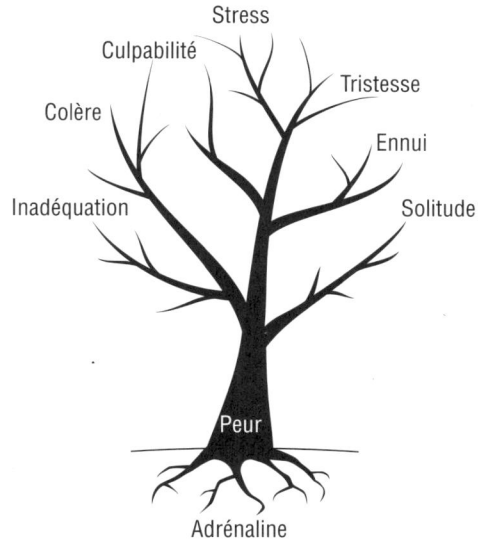

Arbre des émotions issues de la peur
L'adrénaline produit la peur. Cette peur se métamorphose
en émotions négatives.

Les sept couleurs de base

Stress
Définition : Sentiment d'être débordé ou de manquer de contrôle.
Besoin : Nous avons tous besoin de nous acquitter de nos tâches. Le message livré par le stress est : « Je sens que j'ai trop de choses à faire ou que je ne suis pas en condition pour le faire. J'ai besoin d'aide ou de ressources supplémentaires pour m'acquitter de toutes mes tâches. »
Rôle : Le stress indique qu'il faut revoir sa méthode de travail ou sa façon de gérer ses obligations. Ce sentiment peut résulter d'une mauvaise gestion du temps ou d'une faible capacité organisationnelle. Il peut aussi être induit par une incapacité de dire non aux demandes des autres ou une difficulté à prioriser l'essentiel.

Ennui
Définition : Sentiment de lassitude et de léthargie. Manque d'intérêt pour la vie.
Besoin : Nous avons tous besoin de nous épanouir. L'ennui est le message disant : « J'ai besoin d'avoir des défis et de vivre des choses qui me feront grandir. »
Rôle : L'ennui nous indique qu'il faut tenter de repousser nos limites, d'apprendre et de nous dépasser. Souvent, la paresse ou la peur de l'inconnu masque ce sentiment, mais il demeure présent.

Colère
Définition : Sentiment d'être furieux ou irrité.
Besoin : Nous possédons tous le sens de la justice, selon notre morale et nos croyances personnelles. La colère se manifeste quand nous percevons une situation comme INJUSTE pour nous-mêmes, pour d'autres personnes ou pour des choses que nous aimons.
Rôle : Quand nous devenons colériques, nous sommes stimulés par une montée d'énergie spectaculaire qui nous pousse à agir. La colère est donc une pression qui permet de réparer une situation injuste envers soi ou envers les autres.

Culpabilité
Définition : Fait de se sentir fautif ou d'avoir honte.
Besoin : La culpabilité s'apparente à la colère, car elle provient du même besoin de justice. Mais, contrairement à la colère, la culpabilité est un message qui dit : « Je

pense que J'AI été injuste envers quelqu'un, envers moi-même ou envers une situation. »

Rôle : La culpabilité est une pression qui nous pousse à réparer une injustice que nous avons commise.

Tristesse

Définition : Chagrin, sentiment d'avoir le cœur brisé. On confond souvent la tristesse avec la dépression.

Besoin : Nous sommes tous des êtres nostalgiques et relationnels. Par sécurité, nous avons besoin, chacun à notre manière, de nous attacher à des objets, à des lieux, à des visages, à des rôles et à des personnes. Parfois, cet attachement est si inapproprié ou intense qu'il nous prive de la satisfaction d'un besoin primaire de liberté et de détachement.

Rôle : La tristesse apparaît lorsque nous vivons une perte significative et indique notre degré d'attachement à cet objet, à ce lieu, à cet animal, à ce poste, à cette personne, etc. que nous venons de perdre.

Solitude

Définition : Fait de se sentir isolé.

Besoin : Nous sommes des êtres sociables ; nous nous épanouissons en compagnie de personnes qui nous apprécient ou que nous aimons. La solitude est le message disant : « J'ai besoin d'être avec quelqu'un qui m'apprécie et que j'aime » ou « J'ai besoin de sentir que je suis relié et que je fais partie d'un tout. »

Rôle : La solitude est une émotion qui nous pousse à socialiser, à partager, à interagir et à faire partie d'un ensemble.

Inadéquation

Définition : Fait de se sentir stupide, inutile ou inapte.

Besoin : Nous avons tous besoin de nous sentir confiants, en pleine possession de nos moyens. L'inadéquation est la voix disant : « J'ai l'impression qu'il y a quelque chose qui cloche en moi. J'ai besoin de me retrouver et de m'aimer. »

Rôle : L'inadéquation est une volonté de se sentir pleinement confiant, une énergie qui nous pousse à renouer avec notre puissance intérieure.

Les émotions combinées

Les couleurs de base des émotions nous permettent donc de décrire et de décoder les messages émotifs. C'est ce qu'on appelle communément « écouter ses émotions ». Il arrive souvent, par contre, que des situations fassent surgir plusieurs messages à la fois. Le ressenti devient alors une combinaison de plusieurs couleurs de base, créant ainsi une nuance particulière et distincte selon l'événement, l'individu, son expérience et son interprétation de la situation.

Par exemple, lorsque Sophie Durelabeur est renvoyée après 15 ans de travail, il est possible qu'elle se sente :
- en COLÈRE, si elle estime que ce renvoi est injuste ;
- COUPABLE, si elle a l'impression qu'elle n'a pas fait les efforts nécessaires pour s'acquitter convenablement de ses tâches ;
- ENNUYÉE par manque de motivation, après quelques semaines passées à chercher vainement un emploi ;
- SEULE, si elle passe toutes ses journées à la maison ;
- INADÉQUATE et rejetée, parce qu'un licenciement ne fait jamais de bien à l'estime de soi ;
- TRISTE, si ce travail ou ses collègues étaient très importants pour elle ;
- STRESSÉE, si un manque d'argent l'empêche de joindre les deux bouts.

La perte d'un emploi peut être assez pénible, tout comme d'autres épreuves de la vie. Le rôle de chaque émotion est de désigner un besoin brimé et de nous indiquer la manière de le satisfaire. Bien évidemment, tout est plus facile quand on déchiffre les messages. On peut ainsi réduire de manière importante la sécrétion d'adrénaline dans notre corps et résoudre les différentes situations problématiques. Après la pluie, vient toujours le beau temps. Le chapitre 8 (dans la section « Comprendre les émotions », p. 103) propose plusieurs solutions qui permettront de répondre à ces besoins distincts et de résoudre le message émotif véhiculé.

Le déni émotionnel

La distraction
Ceux qui n'écoutent pas leurs émotions font souvent appel à la distraction. La distraction, c'est la sourde oreille que fait le capitaine en présence du messager. C'est l'action de « noyer » les idées engendrées par l'émotion, sans jamais y faire face. Boire de l'alcool, fumer, courir les magasins, se goinfrer, regarder la télé, travailler – voilà des exemples d'activités de distraction qui permettent d'évacuer momentanément la pression. Mais un moyen de distraction ne peut pas devenir une habitude car, même s'il nous soulage temporairement, le vrai problème reste entier, puisque le message émotionnel – notre besoin – n'est pas comblé. AGIR selon l'émotion ressentie et décoder le message, cette nuance de couleur, est la seule manière de régler la situation. L'émotion qui revient constamment, comme un cercle vicieux, peut conduire à un sentiment de vide, de frustration et de dépression.

La frustration
Quand un besoin reste inassouvi, le messager s'énerve davantage et déclenche des systèmes d'alarme beaucoup plus puissants. La douleur de l'émotion négative augmente alors avec l'arrivée de la FRUSTRATION. Ce sentiment d'« être abattu » est un mécanisme de sécurité normal. La frustration peut être ressentie comme un état de carence avec toute émotion persistante. Quand elle survient, c'est une demande faite par le corps pour faire QUELQUE CHOSE D'AUTRE, car votre comportement ne comble pas le besoin inassouvi et ne répond pas au message. C'est un appel à l'imagination : il faut changer de tactique pour percevoir la nuance de l'émotion qui ne fait que resurgir. C'est le moment de demander de l'aide, car si on ne trouve pas une solution à la frustration, on peut passer à l'étape ultime : la dépression.

La dépression ou l'anxiété
Lorsque le corps est entraîné dans une direction qui lui est nuisible, il cesse de coopérer. La dépression, c'est comme un arrêt automatique du système. De ce point de vue, elle serait donc aussi bénéfique. Parfois, avec l'aide d'un professionnel, on peut enrayer les idées négatives (voire les pensées suicidaires) et découvrir ce qui a causé la frustration en premier lieu. Mais ceux qui n'aiment pas trop se questionner ou s'analyser finissent souvent par prendre des substances telles que des anxiolytiques et des antidépresseurs.

Ces médicaments sont peut-être parfois nécessaires quand les symptômes sont sévères, mais ne constituent pas des remèdes miracles, en raison de leurs effets secondaires. Beaucoup d'autres conditions reconnues, telle que l'anxiété généralisée, sont causées par des émotions longtemps négligées.

Habitudes cancérigènes

Parfois, le mal psychique se traduit en mal physique, car les gens qui gèrent mal leurs émotions adoptent de mauvaises habitudes de vie[110-112]. Un simple réflexe de distraction peut alors aussi devenir une dépendance cancérigène. Par exemple, certaines personnes :
- fument la cigarette ;
- boivent de l'alcool ;
- mangent mal ;
- prennent des drogues ;
- dorment mal ;
- etc.

Bref, elles endommagent leur corps et adoptent des comportements dangereux qui sont des facteurs de risque du cancer.

La question à se poser maintenant est celle-ci : l'œuf ou la poule ?

Nous savons que l'usage de la cigarette est lié au cancer.

Si cette habitude de vie dangereuse (poule) est une conséquence d'une mauvaise gestion des émotions (œuf), qu'est-ce qui se passe une fois qu'on retire la poule ? En d'autres mots, que se passe-t-il avec des gens anxieux qui cessent de fumer ? Personnellement, je suis certain que la cessation du tabagisme est très bénéfique pour le corps, mais qu'est-ce qui se passe avec ces émotions, cette peur et ces changements physiologiques associés ? Où vont-ils, si les gens ne savent pas comment les canaliser ? Si les gens n'y font pas face, le problème n'est alors solutionné qu'en partie. Le vrai défi, par la suite, c'est de régler le problème de l'œuf.

LES POINTS IMPORTANTS

1. Une émotion contient de l'information au sujet d'un besoin qui doit être comblé.
2. Toutes les émotions négatives sont issues de la peur, mais se distinguent selon le besoin à combler. La peur nous guide vers le bien-être.

3. Les gens qui ne font pas face à leurs émotions n'ont jamais appris à les déchiffrer et peuvent fuir ces sentiments désagréables en adoptant des comportements dangereux de distraction qui nuisent au corps.
4. Quand on ne fait pas face aux émotions, l'information qu'elles véhiculent revient toujours. Cela peut mener ultimement à des répercussions psychologiques, telle que la dépression, et peut-être physiques, comme le cancer.

Alors, s'il vous plaît...

ÉCOUTEZ VOS ÉMOTIONS, car elles vous transmettent un message : « Il y a quelque chose qui cloche et vous devez régler le problème ! »

L'INCONNU UNIVERSEL

Pendant les cours de système nerveux à la faculté de médecine, j'encourage mes étudiants à explorer leur créativité, surtout en ce qui a trait aux questions médicales sans réponses claires. Les connaissances scientifiques actuelles sur le rôle des émotions et leur localisation dans le corps sont encore limitées. Certes, nous connaissons certaines structures anatomiques impliquées, par exemple le système limbique, l'hypothalamus, l'amygdale, l'hippocampe (eh oui, nous en avons un dans notre cerveau), mais personne n'a jamais observé une émotion sous un microscope, et les données sont très limitées quant à leur fonctionnement. OÙ SONT NOS ÉMOTIONS ? Nous savons que des molécules et des peptides sont impliqués dans les émotions, mais nous n'avons pas identifié de mécanismes expliquant ces différentes émotions. Beaucoup de gens pensent qu'elles ne sont pas uniquement gérées dans notre crâne, car des récepteurs de neuropeptides ont été découverts à plusieurs endroits du corps[113]. D'autres croient qu'elles peuvent aussi être présentes dans le système nerveux autonome (automatique), ce qui pourrait expliquer des réactions comme le choc vagal, soit une perte de conscience causée par un surplus émotionnel, ou des réactions dites « viscérales » (en anglais, *gut feeling*). Les émotions sont aussi accompagnées de sensations physiques – serrements, crampes, battements[113-114]. Il n'y a donc aucun consensus sur la localisation anatomique des émotions. Par contre, il existe maintenant suffisamment de preuves pour croire qu'elles sont communiquées à toutes les cellules du corps. Le Dr Candace Pert, pharmacologue et auteur du livre *Molecules of Emotion*, explique que le mental communique et échange constamment de l'information avec le physique. Nos émotions circulent donc dans tout notre corps et peuvent être présentes dans chaque cellule de chaque organe de chaque système[113]. Le langage émotionnel est un langage universel, inné. Complètement indépendant de la parole, il a un rôle important dans l'évolution. Des récepteurs émotifs ont été retrouvés sur des organismes unicellulaires très primitifs[115]. Ces découvertes ont d'énormes implications. Les émotions auraient donc été conservées depuis leur origine, sous les formes les plus simples de la vie, et auraient continué de se développer dans un réseau psychosomatique aussi important que celui de l'être humain[113].

L'universalité des émotions est aussi mise en évidence par l'impact important du langage non verbal. Lorsque nous communiquons, moins de 10 % de la compréhension passe par les mots. Tout le reste de la communication provient du non-verbal – la posture, les gestes, les mimiques faciales et l'intonation de la voix. Toutes ces composantes du non-verbal ont à leur base l'état mental et les émotions. Or, les recherches démontrent que le non-verbal émotif est similaire chez tous les individus de la planète, qu'ils viennent de Papouasie, de Chine ou du Burkina Faso[109, 113]. Quand vous regardez un film dans une langue étrangère, ne saisissez-vous pas quand même l'essence des situations, au-delà de l'image ?

Le langage émotionnel est donc mondialement identique ET partagé par tous les êtres vivants, et ce, depuis l'aube des temps. Les animaux ressentent nos émotions et nous communiquons nos émotions aux autres automatiquement, par le principe de résonance (voir chapitre 8), ce qui fait des émotions le langage le plus répandu sur la Terre, encore plus utilisé que l'anglais, le mandarin et l'espagnol. Ce n'est pas une langue que nous apprenons avec sa phonétique, ses accents et son orthographe. C'est un langage qui est en nous dès la naissance et que tous les êtres comprennent. Mais, en raison de leur nature immatérielle, il est extrêmement compliqué d'étudier les émotions, et la science n'en est encore qu'aux balbutiements. Mais cela est secondaire ; commençons par leur prêter attention, en les écoutant, et le reste viendra.

Lecture suggérée

The Secret Language of Feelings, de Calvin D. Banyan[75].

Chapitre 4

AU-DELÀ DES FRONTIÈRES

> *Il y a deux façons de se tromper.*
> *L'une est de croire ce qui n'est pas, et l'autre,*
> *de refuser de croire ce qui est.*
>
> Sören Kierkegaard, philosophe

BRISER LES DOGMES

Un dogme est l'affirmation qu'une croyance doit être considérée comme une vérité absolue, fondamentale, incontestable et intangible, par une autorité politique, philosophique ou religieuse qui emploiera dans certains cas la force pour l'imposer. L'histoire de l'humanité nous montre que plusieurs dogmes ont été démentis. En raison d'un manque de perspective et d'une vision égocentrique de la réalité, ces erreurs étaient pourtant bien établies dans les systèmes de croyances et ont influencé le monde pendant des millénaires. Plusieurs fois dans l'histoire, nous nous sommes crus au centre de l'univers, et cette mauvaise perception est encore présente. Par exemple, à une certaine époque, un de ces dogmes disait :

La Terre est le centre de l'univers et le Soleil tourne autour de la Terre.

Ceux qui proclamaient le contraire étaient traités de fous. Pourquoi faisons-nous des commentaires aussi radicaux sur une simple différence d'opinions ? Parce que, une fois qu'un dogme fait partie d'un système, les gens refusent de le changer. Cette fermeture d'esprit s'explique facilement : les croyances sont comme les piliers ou les fondations d'une maison. Les gens sont réconfortés par leurs croyances, même quand elles sont fausses, car elles apportent une sécurité, une solidité à leur moral casanier. Ils préfèrent voir le monde continuer tel qu'ils l'ont toujours connu, car modifier leurs croyances détruirait leurs fondements et leur imposerait donc une grande insécurité. Ils choisissent l'ignorance et non le changement. Ils préfèrent l'illusion de la sécurité à l'évolution. C'est le cercle vicieux qui entretient le dogmatisme. Mais, chaque fois qu'un dogme a été réfuté, l'être humain en est sorti vainqueur. Les avancées technologiques aident à briser ces dogmes, car elles permettent la fabrication d'outils et l'obtention de preuves qui ouvrent de nouvelles perspectives sur la vérité. Cela dit, encore de nos jours, il faut BEAUCOUP de preuves pour changer des croyances erronées de longue date, toujours en raison de la peur du changement et de la fausse sécurité.

Un autre exemple de dogme renversé est illustré par l'image qu'on se faisait de la Terre il y a à peine six siècles. On croyait alors qu'elle était plate, et tous ceux qui disaient le contraire étaient traités d'hérétiques et menacés d'excommunication pour avoir proféré ce « blasphème ».

« Pourquoi la Terre ne pourrait-elle pas être ronde ? demandait alors un hérétique.

– Parce que nous *savons* qu'elle est plate », répondaient les autorités.

Aujourd'hui, nous *savons* le contraire.

Les principaux responsables de l'erreur à l'origine de cette croyance erronée seraient nos sens, des récepteurs bien limités. En regardant au loin, les gens avaient l'illusion que la Terre était plate. Il a fallu le développement d'un nouvel outil, un bateau capable de parcourir de longues distances, pour nous offrir une nouvelle perspective : si l'on peut faire le tour de la planète, alors la planète n'est certainement pas plate. Nos yeux avaient eu tort. Quel changement radical d'une vérité de plusieurs milliers d'années ! Un jour, la Terre est plate et le lendemain, elle est ronde. Quelle victoire, pour l'être humain, que ce nouveau concept complètement adapté à la réalité !

LA SÉPARATION CORPS/ESPRIT EST FICTIVE

Rien ne sert de courir ; il faut partir à point.

Jean de La Fontaine, *Le Lièvre et la Tortue*

Il y a plusieurs années, les théories du mathématicien René Descartes (1596-1650) ont été utilisées pour créer un schisme complet dans la nature de l'être humain, soit une séparation du corps psychique et du corps physique. Pourtant, Descartes avait bien mentionné que les deux interagissaient ensemble, notamment par l'intermédiaire de la glande pinéale, et que plusieurs de nos expériences, telles que les émotions, ne doivent pas être attribuées à l'âme seule, ni au corps seul, mais à l'étroite union qui règne entre les deux[1]. La tendance médicale des derniers siècles était de délaisser la composante immatérielle et d'examiner l'être humain selon chacune de ses composantes physiques, approche dite matérialiste et réductionniste. Cela nous a permis de comprendre les fonctions de chaque molécule de chaque cellule de chaque organe, de manière ISOLÉE. Par contre, les applications de ces concepts dans le corps humain ont leurs limites. L'omniprésence d'effets secondaires liés aux traitements démontre qu'il existe encore très peu de thérapies qui ciblent un seul endroit isolément. Toutes les parties du corps semblent communiquer et interagir ensemble. Beaucoup de nos affections chroniques sont, d'ailleurs, multifactorielles, c'est-à-dire qu'elles ont plus d'une cause.

Il est clair qu'il existe une connexion entre le mental et le physique, comme l'illustrent divers syndromes cliniques, par exemple le « trouble de conversion », quand un problème physique apparaît à la suite d'un choc émotif intense. Ainsi, une personne qui vit une perte importante peut, sans aucune cause physique associée, devenir subitement aveugle ou paralysée d'un membre, comme le démontrent des tests poussés. Par contre, une fois le deuil vécu, la vision ou la fonction du membre se rétablit comme par enchantement! Il existe donc une connexion entre le monde du visible et celui de l'invisible. Tout comme nous n'arrivons pas à bien localiser l'intelligence, nous n'avons toujours pas élucidé le mystère de la connexion entre le physique et le psychique, mais cette entité est bien réelle, elle aussi. Les recherches du Dr Mario Beauregard de l'Université de Montréal démontrent que la conscience ne fait pas intégralement partie du cerveau, mais qu'elle interagit avec lui. Nos pensées, ainsi que nos émotions, ne peuvent pas être expliquées par les principes scientifiques que nous utilisons actuellement. Afin de comprendre la conscience, il faudrait redéfinir nos concepts scientifiques de base, y compris ceux qui sont relatifs à la matière[2].

La recherche médicale est méthodique. Elle a pu évoluer de cette façon et a permis de scruter le monde physique jusque dans ses moindres détails. La recherche médicale classe, analyse, catégorise et compare. Elle compare quoi? Des éléments et des signes physiques mesurés, comme la température, le pouls, la pression artérielle et le temps de survie. Ce sont des valeurs qui donnent une objectivité à la science, car les résultats sont uniformisés. Tout le monde sait ce que représente un centimètre. Par contre, les émotions sont impossibles à étudier de cette manière, car elles ne sont toujours pas « objectivables ». Elles correspondent plutôt à un côté négligé de la médecine : sa dimension artistique. Force est de constater que peu de gens écoutent leurs émotions, particulièrement les cerveaux méthodiques et cartésiens. Vu qu'on n'enseigne pas l'interprétation des émotions à l'école, rares sont les gens qui les écoutent. Et ceux qui le font ne savent pas nécessairement comment les déchiffrer. S'ils réussissent à les déchiffrer, ils ne savent pas comment en parler aux autres. Nous n'avons aucun langage uniciste pour les émotions. L'ennui et la tristesse peuvent revêtir des significations différentes selon le sujet interrogé. Personne ne vit ses émotions de la même manière. Un événement difficile aura des répercussions différentes selon les croyances des gens, leurs forces et leurs expériences. De plus, il existe une différence culturelle quant aux émotions. Dans certaines cultures, l'expression des émotions est encouragée ; ailleurs, elle est plutôt réprimée. On observe aussi des différences selon le sexe ; les hommes ont tendance à cacher leurs émotions pour « protéger » leur virilité.

La science repose sur la comparaison d'éléments objectivés. Pouvons-nous catégoriser et comparer ce que les gens nous rapportent – des éléments complètement subjectifs et d'une grande variabilité ? Peut-on vraiment utiliser le rationnel pour étudier l'irrationnel ? Pas vraiment. On ne peut voir, compter, dessiner ni toucher des émotions. La recherche médicale a d'ailleurs remarqué depuis fort longtemps que les domaines du psychique et du spirituel ont une grande influence sur la santé. Ce phénomène complique même l'interprétation des études, car les résultats varient selon les individus testés. Nous avons donc élaboré d'excellents stratagèmes pour déposer momentanément la dimension mentale dans une filière, le temps de la démystifier. Nous avons appelé cela l'« effet placebo », qui constitue l'ensemble de la personnalité, de l'ego (voir chapitre 6), des émotions, des croyances et des attitudes des patients. Cet effet placebo est même parfois plus puissant que les traitements testés (voir chapitre 9). Les sciences révolutionnaires telles que la psycho-neuro-immunologie, la physique quantique et l'épigénétique permettent finalement d'explorer ce trésor oublié de la santé.

LUMIÈRE ET MATIÈRE

L'être humain est une œuvre d'art magnifiquement conçue. Sa forme a été architecturée par une force d'une intelligence suprême qui remporterait tous les prix Nobel de la Terre et de la Voie lactée. Bien au-delà de sa forme, cette œuvre d'art est aussi VIVANTE. Elle pense, crée et interagit. La vie nous est encore très mystérieuse ; plus nous creusons dans ses détails, plus nous prenons conscience de sa complexité. Malgré tous les films futuristes, nous sommes toujours incapables de construire des robots fonctionnels à notre image, qui pourraient ressentir des émotions, élaborer des idées, guérir et se reproduire. Tout comme un enfant, je suis encore complètement sidéré par la beauté des êtres vivants et par celle de l'être le plus évolué : l'humain.

Des génies comme Darwin ont compris que, avec le temps, la vie avait naturellement tendance à se complexifier[3-4]. La complexification et l'évolution sont la volonté de la vie. Certaines personnes pensent même que l'être humain est plus intelligent que la vie qui l'a créé. Or, nous sommes, à ce jour, les maîtres de la chaîne alimentaire terrestre, mais nous ne pouvons pas nous déclarer plus intelligents que quelque chose que nous ne comprenons pas vraiment. La vie recèle encore beaucoup de mystères, mais son intelligence est en nous et reste tout autour de nous. Elle nous accompagne, nous berce et nous fait vivre des émotions.

À l'école, on nous a enseigné que les plus petits constituants de la matière sont les atomes. Mis ensemble, ils forment des molécules. Ces molécules, combinées, peuvent former un corps solide, liquide ou gazeux. Les atomes forment ainsi tout le monde physique que nous connaissons, y compris chaque cellule de notre corps. Dans son architecture, l'atome ressemble à un système planétaire. Le noyau est formé de protons et de neutrons. Autour de lui, tournent les électrons, comme les planètes autour du Soleil (voir illustration ci-après). Tout comme dans le système solaire, une distance énorme sépare les électrons du noyau, ce qui fait en sorte que le monde matériel est principalement constitué de vide. Oui, quand on s'assoit sur une chaise, on s'assoit principalement sur du vide, de l'immatériel. Nous sommes donc aussi constitués majoritairement de ce vide. Un presse-ail, une chaise et un litre de vodka ne seraient qu'un regroupement de milliards d'atomes différents, chaque regroupement formant, de façon distincte, le presse-ail, la chaise et la vodka.

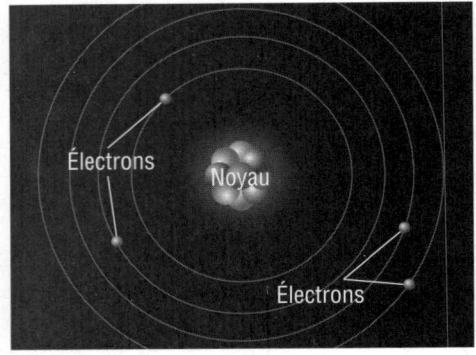 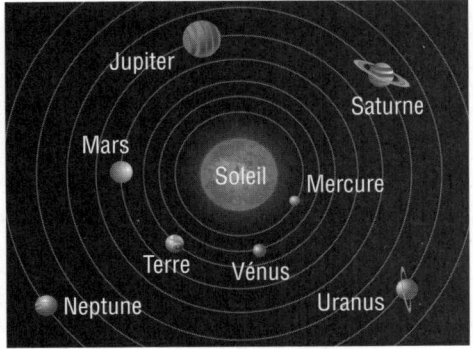

Illustration de l'architecture d'un système nucléaire,
comparée à l'architecture d'un système planétaire.

Récemment, nous avons découvert qu'à l'intérieur de l'atome, en plus des électrons, protons et neutrons, existent beaucoup d'autres microparticules aux fonctions différentes – dont les neutrinos, positrons, quarks, muons, hadrons et mésons. Plus nos technologies se complexifient, plus nous pouvons scruter l'infiniment petit. La théorie physique la plus récente est la « théorie des cordes », selon laquelle les particules subatomiques seraient constituées, à la base, par de petites cordes énergétiques qui vibrent[5]. Nous ne serions donc pas vraiment formés de particules physiques. Ainsi, *la matière serait une illusion.* La physique quantique de Max Planck et la physique relativiste d'Einstein ($E = mc^2$) avaient déjà annoncé ces déductions il y a plus de 100 ans[6]. Nos sens nous ont encore bernés ! Le monde physique n'est qu'une manifestation du monde immatériel, la pointe de l'iceberg dont la majeure partie n'est pas visible. Tout ce que vous percevez autour de vous est, à la base, de l'énergie qui est organisée.

L'essentiel est invisible pour les yeux.

Antoine de Saint-Exupéry

La découverte de l'énergie « atomique » invisible au début du XXe siècle avait un énorme potentiel de changement, soit de faire progresser et évoluer l'être humain. Il est dommage que ces découvertes soient tombées entre de mauvaises mains et qu'elles aient été utilisées pour fabriquer des bombes, mais aujourd'hui nous nous sommes affranchis de cela pour comprendre l'ampleur de la vie quantique. Au cours des derniers siècles, la science occidentale se fondait uniquement sur des concepts de matière – les principes gouvernant la biochimie et la génétique. Il s'agit d'un type de physique inauguré par Isaac Newton au XVIIe siècle. En raison de cette vision centrée uniquement sur la matière, la médecine fonctionnait aussi avec des traitements physiques et des molécules, tels que les médicaments. Le XXe siècle fut d'ailleurs le siècle de deux molécules : l'ADN et la pénicilline. Mais les bénéfices de cette vision centrée principalement sur la matière semblent plafonner, car cette vision réduit le fonctionnement des êtres vivants à celui d'un appareil doté de « mécanismes », comme un système d'engrenages. Or, la matière n'est pas uniquement matière et l'on ne peut donc pas ignorer les principes du monde de l'intangible. La vie est aussi gouvernée par les principes de l'énergie invisible. Seule la physique quantique semble pouvoir expliquer l'intense efficacité énergétique de la photosynthèse, l'incroyable activité enzymatique, la miraculeuse stabilité de l'ADN et même le fameux sens de l'orientation des animaux migrateurs[7]. C'est une prodigieuse boîte à outils qui vient à la rescousse de la médecine et nous permet de nous attaquer à beaucoup de phénomènes auparavant inexplicables. Nous ne vivons plus à l'ère de l'analogique. Nous sommes maintenant à l'ère du numérique.

Nous sommes un vaste champ électromagnétique.

La médecine orientale est une médecine énergétique qui compose depuis des milliers d'années avec cette notion. Beaucoup de patients y ont recours afin de compléter leur thérapie, qu'ils trouvent insuffisante. C'est logique, puisque les éléments physiques ne sont qu'une manifestation du monde énergétique – la pointe émergée de l'iceberg[8]. En se focalisant sur le monde physique, on peut facilement traiter les problèmes aigus. Mais on ne fait que traiter superficiellement les problèmes chroniques. On néglige la partie submergée de l'iceberg. Les appendices perforés, les hémorragies cérébrales et les fractures osseuses requièrent l'intervention d'un chirurgien, mais les médecines orientales continuent d'exister après 5000 ans, et elles gagnent même en popularité. Pourquoi ? Parce qu'elles aident le monde à leur manière.

LES DÉTECTEURS PARTIELS

Notre corps physique n'est que notre manifestation ultime sur cette terre. Notre corps n'est même pas statique : il se transforme continuellement. La majorité de nos atomes sont renouvelés chaque année[9]. Nos sens sont des antennes qui sondent l'environnement qui nous entoure, mais ce sont de piètres juges de la vérité, puisqu'ils ne peuvent détecter qu'une faible étendue de ce monde. Ils nous donnent l'illusion que nous vivons dans un monde physique, mais c'est faux. Les constituants énergétiques de la matière sont captés par nos sens et sont décodés par notre cerveau rationnel sous une forme physique.

Nous élaborons constamment des représentations erronées de ce qui nous entoure. Voyez l'exemple de l'éléphant. Quand on demande à des aveugles de décrire un éléphant, ils donnent tous des explications différentes fondées sur une représentation de l'éléphant selon leur perspective. Ce que dit chacun de ces aveugles est vrai, mais ne représente qu'une partie de la vérité, car ils manquent de perspective.

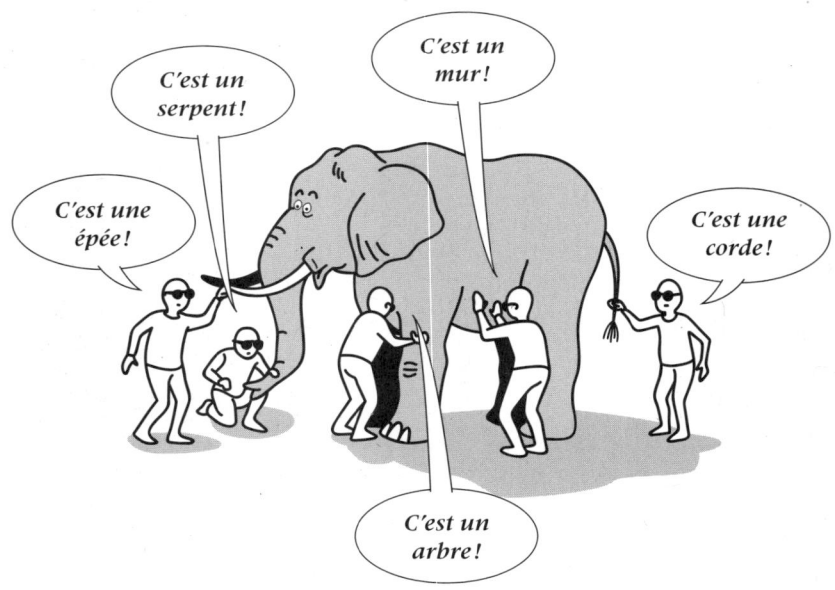

Perceptions et points de vue : l'aveugle et l'éléphant.

Un autre exemple est celui de l'homme ivre cherchant son trousseau de clés sous un réverbère. Quand un passant lui demande pourquoi il ne le cherche pas ailleurs dans la rue, l'homme répond : « Je ne vois rien ailleurs, il fait trop noir. »

Tant que nous penserons que l'unique vérité peut être saisie par nos cinq sens, nous demeurerons handicapés, loin de la vérité suprême, tout comme l'aveugle qui décrit l'éléphant et l'homme ivre qui cherche ses clés. Les rêves, les émotions, l'amour, l'intuition, la conscience et la créativité sont des éléments qui échappent à nos cinq sens. On ne peut ni les mesurer ni les peser. Mais nous savons qu'ils existent TOUS. L'information codée est à la base des atomes. Elle circule et communique avec nous et avec le reste de l'univers. Tout comme le suggère le film *La Matrice*, il y a tout un monde à découvrir quand on cesse de juger les choses avec ses yeux.

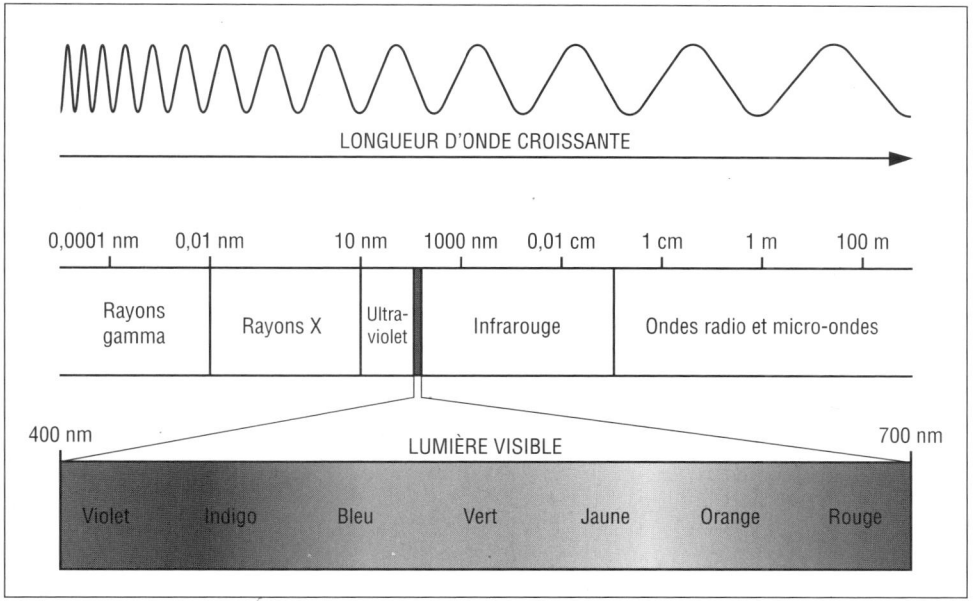

Spectre électromagnétique : nos yeux ne détectent qu'une infime partie de l'univers.

Ce que nous percevons avec les yeux (soit les couleurs de l'arc-en-ciel) ne constitue en réalité qu'une minuscule partie (1 %) de la lumière. La majorité du spectre électromagnétique est complètement indétectable par nos sens! Les signaux de télévision, les ondes radio, les signaux cellulaires, les ondes Bluetooth, les émetteurs Wi-Fi et toutes les nouvelles technologies sans fil circulent tout autour de nous et nous ne les voyons pas, car nous n'avons pas le sens qu'il faudrait pour les décoder. Les vrais récepteurs sont les antennes de télé, de radio, de cellulaires, etc. Et que dire des micro-ondes, des rayons infrarouges et ultraviolets? Des rayons cancérigènes tels que les rayons X et les rayons gamma? Ils existent tous, PARTOUT autour de nous, et forment la PLUS GRANDE PARTIE du spectre électromagnétique, mais le corps humain ne possède pas les récepteurs adéquats pour les détecter. Mis à part nos cinq sens, nous possédons tout de même un récepteur important, celui des émotions. Alors, pourquoi négligerions-nous cette information?

« Ce qui m'a permis de guérir, c'est ceci: Une fourmi qui est en train de gruger un brin d'herbe dans un champ en feu continuera à le gruger. Elle brûlera vive, mais elle continuera de le gruger. Pourquoi? Parce qu'au fil de l'évolution, elle n'a jamais suffisamment eu besoin de développer la perception du feu. Pour elle, ça n'existe pas. C'est un peu pareil à nous en ce qui concerne les infrasons et les ultrasons, qui existent eux aussi. On sait qu'ils existent, puisqu'on peut les détecter grâce à des appareils, mais on ne les a jamais perçus par nous-mêmes. C'est la même chose pour les rayons infrarouges ou ultraviolets que nous ne pouvons pas percevoir à l'œil nu. Pourrais-je sauver la fourmi en lui disant "Regarde, réfléchis un peu..."? Évidemment non: la seule façon de la sauver serait de la ramasser et de la déposer un peu plus loin. En tant qu'être humain, j'ai une forme de conscience de ce que je ressens. Je suis capable d'être mon propre sujet d'observation, de perception et de réflexion. Une fois que je réalise que j'ai une programmation spécifique m'ayant jusqu'à présent bien servi, mais m'ayant également dirigé sur une voie particulière, celle du cancer, je peux consciemment décider de sortir de cette voie, de me questionner sur sa provenance et de choisir. Je me suis toutefois rendu compte qu'il est inutile de donner une réponse à quelqu'un qui ne s'est pas encore posé de questions. Cette personne n'est simplement pas rendue à cette étape, elle n'est donc pas ouverte à cela. Elle est, tout comme je l'étais, sur sa propre voie. La fourmi ne se rend même pas compte qu'elle va brûler dans le champ. Elle ne voit pas qu'en restant là, elle fait ce qu'il y a de mieux à faire pour brûler. Elle est sur sa voie, elle est programmée comme ça. Elle ne peut pas le concevoir. »

Michel Lemeilleur, 62 ans,
patient de l'hôpital Maisonneuve-Rosemont, Montréal

LA CONSCIENCE SE MANIFESTE

Selon les recherches en physique quantique, l'univers est, à la base, une série de multiples probabilités. Quand on les examine, les plus petits éléments de la matière n'existent même pas fixement. Ils se comportent parfois comme de la matière, parfois comme des ondes. Parfois tangibles, parfois intangibles. Une expérience quantique célèbre, élaborée il y a plus d'un siècle – l'« expérience de la double-fente » –, démontra que l'électron, soit une petite bille de matière, n'est pas toujours présent sous cette forme. L'électron crée aussi un modèle d'interférence compatible avec une onde, soit un objet avec des trajectoires dont les possibilités sont infinies. Dans le monde quantique, un objet peut se trouver dans plusieurs états simultanément. Une « superposition » qui, aussitôt, lui permet de passer par deux chemins en même temps[7]. Appliqué à la photosynthèse, ce don d'ubiquité quantique permettrait aux électrons excités par la lumière de se propager dans les plantes en empruntant tous les chemins possibles à la fois et sans déperdition[7]. Par contre, dans certaines conditions, ces électrons cessent de se comporter en ondes et se maintiennent sous une seule possibilité solide. Ce qui les fige en matière, c'est l'intention de celui qui les observe[6, 8, 10]. L'ingrédient essentiel dans ce monde serait possiblement la conscience qui l'observe et qui permet de figer une probabilité quantique en matière. Notre conscience a donc le pouvoir de modeler le monde.

Nos pensées et nos émotions génèrent des ondes qui peuvent se matérialiser dans le monde physique. Ce concept est maintenant plus facile à accepter avec l'émergence de nouveaux jeux vidéo dont le contrôleur principal est la conscience. Le casque à électrodes sert d'interface permettant de convertir les informations mentales en commande pour contrôler le jeu[11-12].

Et si ce jeu était notre ADN ?

Lectures suggérées
The Field, de Lynne McTaggart[6].
Du cerveau à Dieu, de Mario Beauregard et Denyse O'Leary[2].

Chapitre 5

ÉPIGÉNÉTIQUE :
LES GÈNES NE FORMENT PAS NOTRE DESTIN

Les grands esprits ont toujours trouvé une violente opposition
des esprits médiocres. Les derniers ne pouvant comprendre
qu'un homme ne se soumette pas sans réfléchir aux préjugés héréditaires
mais utilise son intelligence honnêtement et courageusement.

Albert Einstein

J'ai quelque chose à vous confier. Je suis né chrétien, d'où mon prénom, et j'ai pratiqué cette religion jusqu'à l'adolescence. Bien sûr, à cette époque, je priais Dieu sans rien comprendre à la spiritualité. Je ne faisais que réciter bêtement, et par cœur, les textes que j'avais appris en catéchèse. Je me rappelle aussi le moment où j'ai abandonné la foi en Jésus. J'étais alors en deuxième année de médecine et j'assistais à un exposé sur la « théorie de l'évolution de Darwin ». J'ai réalisé à ce moment-là que cette théorie allait à l'encontre de l'existence d'un Dieu tout-puissant et liait nos attributs, ainsi que notre intelligence, à des mutations aléatoires dans l'ADN.

Des années ont passé. J'étais persuadé que l'athéisme était la voie unique et que la religion était une bêtise. La spiritualité (que je mettais dans le même bateau que la religion) était selon moi un vestige du passé, tout comme les sorcières et les dragons. Nous savons tous que beaucoup d'atrocités ont été commises dans ce monde au nom de « Dieu », y compris les croisades et le terrorisme. Ajoutons à cela les histoires de prêtres pédophiles… et le tour est joué : vive l'ADN !

DIEU OU L'ÉVOLUTION

La science s'est développée pour contrer les abysses des religions, mais l'ADN est à son tour devenu presque une religion. Durant les années 1980, nous pensions que la génétique allait nous révéler le secret de la vie, que tout pouvait être expliqué par l'ADN, et que notre bagage génétique prédirait exactement qui nous serions comme individus. Un gène pour un petit nez, un autre pour la répartition des poils, un autre pour la belle voix ; il y aurait un gène pour chaque caractéristique de l'être vivant. Nous attendions tous l'aboutissement du fameux projet du génome humain et rêvions de pouvoir manufacturer des êtres suprêmement intelligents, beaux, forts et gentils – des hybrides de Superman, de Barbie et du professeur Tournesol. Tout ce qu'il fallait, c'était jouer avec les gènes comme on jouait avec des blocs LEGO !

Que s'est-il passé, finalement, avec le projet du génome humain ? Pourquoi n'en avons-nous plus jamais entendu parler ? Où sont nos beaux et puissants professeurs Tournesol ?

Compte tenu des grandes attentes, les résultats de ce projet ont été plutôt décevants. Une des premières déceptions avait trait au nombre de gènes retrouvés. Un grain de riz contient 38 000 gènes. Or, pour expliquer la complexité de l'être humain, on s'attendait à en cataloguer au moins 100 000 dans chacune de nos cellules. Surprise ! Chaque cellule ne contient que 25 000 gènes[1]. Que s'est-il passé avec les 75 000 autres ? Comment peut-on expliquer qu'un simple grain de riz en contienne davantage ? Comment démontrer le miracle de l'être humain avec si peu de matériel ?

Le résultat le plus surprenant, c'est que notre code génétique est pratiquement identique à celui des singes. Nous possédons en effet 99 % de leurs gènes. En d'autres mots, il n'y a RIEN dans notre ADN qui explique pourquoi nous sommes plus intelligents que les chimpanzés[2]. Nous n'avons pas retrouvé de gènes codant nos habiletés en sciences politiques ou notre capacité à fabriquer des girouettes en forme de coqs. Mais si notre intelligence n'est pas comprise ou codée dans nos gènes, alors, d'où vient-elle ?

Silence.

Nous n'avons pas encore complètement démystifié l'intelligence, mais une chose est certaine : même les êtres vivants les plus primitifs sont intelligents. L'intelligence semble être à la base de la vie. Alors que nous possédons des trillions et des trillions de cellules, il existe des organismes qui n'en possèdent qu'une seule. Ces micro-organismes unicellulaires, comme les amibes, peuvent retrouver le bon chemin dans des labyrinthes très complexes, uniquement par essais et erreurs[3-4]. Ils sont aussi capables de s'adapter à leur environnement, comme les bactéries aux antibiotiques et les cellules négatives à nos traitements. Nous savons aussi que les cellules immunitaires ont une capacité d'apprendre et une mémoire à court et à long terme[5]. La VIE est, à la base, INTELLIGENTE. Par contre, l'intelligence des autres êtres vivants est beaucoup plus subtile que la nôtre, et c'est pour cela que nous ne la remarquons pas[6].

Si nous relisons la théorie de l'évolution, nous nous rendons compte que Charles Darwin (1809-1882) n'a jamais parlé d'ADN, car l'ADN n'avait pas encore été découvert à son époque. De plus, ce qu'on nous apprend à l'école n'est pas la théorie originale de l'évolution de Darwin, mais une théorie qui a été « adaptée » et modifiée avec le temps. On l'appelle la théorie *néodarwiniste,* ce qui prête à confusion. Selon cette théorie, les êtres vivants évoluent uniquement en raison de mutations aléatoires dans l'ADN – une transformation du code génétique due à la chance –, ce qui conduit à la sélection naturelle. Autrement dit, ceux qui survivent ont subi des mutations aléatoires qui les ont avantagés. Par exemple, si un tigre naissait avec des ailes, fruits d'une mutation aléatoire, il pourrait manger les animaux qui volent et fuir les désastres naturels. De ce fait, il aurait donc plus de chances de survivre qu'un tigre ordinaire, sans ailes. Il aurait aussi plus de chances de s'accoupler avec une tigresse pour transmettre ses gènes de tigre volant et créer une nouvelle race redoutable. Chacun pour soi, c'est la loi du plus fort. La théorie néodarwiniste a créé un dogme central en médecine, soit le fait que l'ADN est l'unique origine de la vie.

Mais quel est le point faible de cette théorie ?

Avez-vous déjà marché dans une rue où toutes les autos garées du même côté avaient une contravention collée sur le pare-brise ? Était-ce un distributeur automatique qui avait explosé d'un seul côté de la rue ? Se peut-il que la première personne à s'être garée se soit trompée, qu'elle ait ignoré les panneaux, et que les autres se soient garés comme elle, en présumant qu'elle était dans son bon droit ?

La théorie néodarwiniste négligeait un aspect très important de la théorie originale de l'évolution : Darwin avait aussi dit que, en plus de la sélection naturelle, les animaux et les plantes pouvaient hériter d'habitudes développées par leurs parents au cours de leur vie[7-8]. Il citait l'exemple des poules qui naissaient avec une méfiance instinctive envers les prédateurs, mais qui, après quelques générations de domestication, ont perdu cette méfiance envers les chiens et les chats apprivoisés.

Cette adaptation, selon la théorie originale de Darwin, n'est pas due à la chance. L'espèce aurait évolué et se serait adaptée « uniquement par habitude » ; et les poussins naissants, qui n'ont pas peur des animaux domestiques, se méfient tout de même des animaux sauvages. « Dans certains cas, des habitudes compulsives sont suffisantes pour produire des changements [...] mais dans la plupart des cas, les habitudes et la sélection sont tous les deux contributifs[7-8]. »Les êtres évoluent donc non seulement en raison de changements génétiques erratiques, mais aussi parce qu'ils développent des habitudes, selon leur environnement, qu'ils lèguent à leurs descendants. Ce mot, « habitude », montre que le comportement et la volonté des êtres vivants ont aussi une répercussion sur l'évolution.

La théorie de l'évolution la plus connue n'est donc pas celle de Darwin, mais une théorie adaptée à la découverte de l'ADN. D'ailleurs, une des théories de l'évolution rejetée par les néodarwinistes est celle de Jean-Baptiste Lamarck (1744-1829), qui attribuait aussi un grand rôle, dans l'évolution, au comportement de l'être vivant et à ses choix. Ces deux théories, l'originale de Darwin et celle de Lamarck, semblent être importantes dans la compréhension de la vie et touchent différents aspects de l'interaction entre les populations et l'environnement[9].

Si notre vie était complètement prédéterminée par notre code génétique, alors des jumeaux identiques devraient être encore identiques après 50 ans. Or, ce n'est pas ce que l'on remarque (voir images page 59). Les jumeaux identiques vieillissent de manière différente et développent des problèmes de santé différents. Et ils meurent avec une différence d'âge moyenne de 10 ans[10] ! Publiée dans *The New England Journal of Medicine,* une étude effectuée auprès de 45 000 jumeaux montre que ces individus génétiquement identiques n'ont PAS les mêmes risques d'avoir le cancer. La génétique ne joue qu'un rôle mineur dans le développement du cancer et l'environnement serait plutôt le facteur causal le plus important[11]. Une autre étude publiée dans le même périodique avait trait au risque génétique des *enfants adoptés* de développer le cancer. Si un parent biologique a eu un cancer avant l'âge de 50 ans, son enfant adopté court-il les mêmes risques ? L'étude dit que non. Les antécédents des parents biologiques n'ont aucune influence sur le risque de leurs enfants de développer le cancer. Par contre, le risque du cancer est multiplié par CINQ chez les enfants adoptés quand les parents ADOPTIFS ont eu un cancer[12]. Voilà qui est très surprenant, puisque les parents adoptifs n'ont pas conçu ces enfants et ne leur ont pas transmis leurs gènes. Ils ne peuvent que partager avec eux leur environnement et leur léguer des habitudes de vie, une éducation, une personnalité, etc.

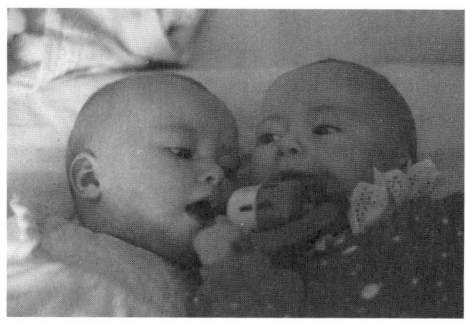 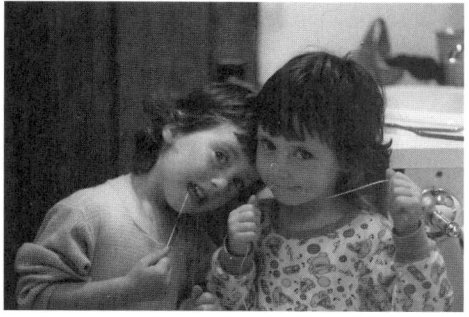

Résultat de l'influence environnementale :
des personnes génétiquement identiques vieillissent différemment

À la lumière de ce survol et des découvertes récentes, voici quelques DOGMES à briser, ayant une répercussion capitale dans notre compréhension du cancer :
- L'ADN n'est ni le secret de la vie ni la source de notre intelligence.
- L'ADN n'est que le disque dur où sont entreposées les informations de notre vie, mais ces informations proviennent de notre interaction avec l'environnement.
- Nous pouvons tous exercer un contrôle sur notre ADN et influencer les données inscrites sur ce disque dur[10, 13].
- En plus de pouvoir modifier notre ADN par nos comportements, nous pouvons aussi transmettre ces modifications à nos descendants[14-20].

ADN – CHEF OU OUVRIER ?

Voilà donc d'excellentes nouvelles ! Nous ne sommes pas prisonniers des gènes avec lesquels nous naissons. Le Dr Bruce Lipton, un des pionniers dans ce domaine, a démontré que les gènes reçoivent leurs commandes directement de l'environnement, grâce à des antennes sur la membrane (la peau qui enveloppe la cellule[13]). Si l'on comparait la structure de la cellule à un édifice, l'ADN ne serait que le plan à suivre pour la bâtir, et non l'architecte, comme on le pensait auparavant. L'environnement, c'est-à-dire les conditions auxquelles la cellule est soumise, modèle l'ADN. Les plans de la cellule sont lus différemment selon les signaux qui parviennent de l'extérieur. Ainsi, une nouvelle science, l'épigénétique, est maintenant en émergence – le préfixe « épi » signifiant un contrôle « au-delà » de la génétique. Cette science étudie les facteurs environnementaux qui contrôlent la forme de l'ADN et l'expression des gènes selon les conditions auxquelles ils sont soumis. Parmi les conditions physiques, on trouve le régime alimentaire, les toxines ingérées et les toxines inhalées. Parmi les conditions intangibles, citons l'environnement social, les émotions et les facteurs psychologiques. Ces composantes de l'environnement cellulaire sont les *instrumentistes* qui modulent l'ADN. Le résultat final est un changement du message des gènes, sans changement de leur contenu[*]. L'épigénétique se penche non seulement sur l'étude des gènes, un à la fois, mais sur la molécule d'ADN comme un ensemble qui interagit avec l'environnement.

Imaginez un clavier de piano. Les touches sont fabriquées par une substance solide nommée ADN. L'ensemble des touches du clavier correspond à un chromosome. Chaque touche correspond à un gène qui déclenche une fonction spécifique dans votre corps. Par exemple, une touche du milieu correspond à un gène codant pour les cellules NK, qui vous défendent contre les cellules cancéreuses. La dernière touche à droite correspond à un gène codant pour le versement d'une larme. Chaque note serait en interaction quotidienne avec l'environnement. La force avec laquelle chaque touche sera enfoncée, donc le volume de chaque note, varie selon ce que vous mangez, ressentez, respirez, etc. Vos chromosomes ne jouent jamais la même mélodie. La musique produite par vos gènes change selon le contexte.

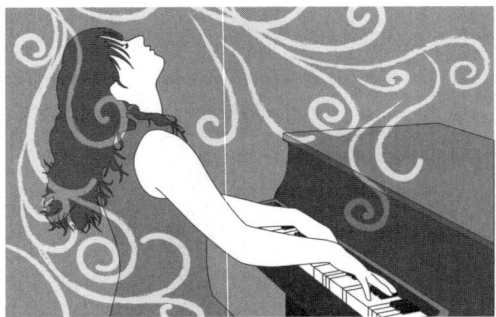

Épigénétique : l'ADN de la cellule s'adapte à l'instrumentiste qu'est l'environnement. Cet environnement peut être social, biochimique, écologique, émotif, nutritionnel, électromagnétique, etc.

L'anxiété, la dépression et le réseau social sont parmi les facteurs qui altèrent la fonction des gènes. Je me rappelle une période où j'ai éprouvé de l'anxiété

---

[*] Cela se fait le plus souvent par l'intermédiaire de changements chimiques (acétylation ou méthylation) de l'ADN ou de ses protéines.

durant plusieurs mois. J'étais alors dans ma dernière année de médecine et j'étudiais pour les examens finaux. J'en étais sorti avec le physique et le mental assez ébranlés, comme beaucoup de mes confrères d'ailleurs. Or, des chercheurs de l'Université de Tokushima, au Japon, ont étudié l'influence de ces périodes moralement difficiles sur des étudiants en médecine. Ils ont prélevé de l'ADN neuf mois avant l'examen ultime et l'ont comparé à de l'ADN prélevé deux jours avant, alors que l'anxiété était au maximum. Ils ont pu démontrer qu'une détresse psychologique chronique engendre des changements dans les gènes. Au total, 24 gènes codants, surtout pour le système immunitaire, étaient modifiés[21].

Les recherches en épigénétique démontrent en effet que nous sommes capables de modifier notre ADN. Le Dr Dean Ornish, professeur de médecine de l'Université de San Francisco, a démystifié l'influence de la thérapie psychosociale et de la diète sur des patients souffrant du cancer de la prostate. Ces patients avaient refusé toute intervention thérapeutique pour leur maladie, qui évoluait très lentement, et avaient plutôt opté pour la surveillance d'un marqueur spécifique du cancer retrouvé dans le sang. Ils ont ensuite participé à un programme de bien-être qui incluait un changement de leur régime alimentaire, la participation à un groupe de soutien psychosocial et l'apprentissage de techniques de respiration, d'imagerie et de relaxation. Au bout de trois mois, de nouvelles biopsies ont révélé une chose extraordinaire : la modification de l'environnement cellulaire avait engendré des changements à 501 gènes. Plusieurs gènes négatifs associés au cancer, notamment au cancer de la prostate et du sein, avaient été désactivés par le programme de bien-être, ce qui fait que la maladie était en régression[22]. L'état mental exerce donc une grande influence sur l'ADN, y compris sur celui des cellules cancéreuses, car il forme une grande partie de leur environnement[10, 23-30]. Contrairement à ce qu'on croyait auparavant, nous pouvons donc nous prodiguer des soins épigénétiques en maîtrisant nos pensées et en étant en paix avec nos émotions[10, 31]. Nous pouvons aussi, par l'intermédiaire de notre pouvoir décisionnel, modifier notre régime alimentaire, nos interactions sociales et notre système écologique. L'ADN est lié à la conscience. Le tableau 4 (page 62) résume quelques travaux récents sur la modulation des gènes par la force psychique.

La majorité des efforts déployés présentement en épigénétique visent à comprendre le cancer. Cette maladie est maintenant considérée comme une dysfonction épigénétique plutôt que génétique*[52-54]. Cette science révolutionnaire a une très grande portée et peut aussi être utile dans d'autres domaines, par exemple en

---

*   Moins de 2 % des problèmes de santé sont purement génétiques – comme la fibrose kystique, la chorée de Huntington et la bêta-thalassémie[13].

psychiatrie. Plusieurs problèmes psychiques, comme l'anxiété chronique, peuvent être induits et hérités par l'intermédiaire des changements épigénétiques[55-56]. La relation entre le mental et l'ADN est un domaine en plein essor !

Tel que mesuré par l'électrocardiogramme et les magnétomètres, le cœur a aussi son propre champ électromagnétique, qui serait 5000 fois plus puissant que celui généré par le cerveau. Des recherches menées par l'institut HeartMath démontrent que, comme des signaux de radio, ces champs magnétiques peuvent pénétrer les tissus, influencer l'environnement et l'ADN. Ainsi, les émotions engendrent des rythmes cardiaques particuliers qui sont émis et « ressentis » par chacune des cellules du corps, modifiant leurs signaux biochimiques et leur expression génétique[40].

TABLEAU 4
Modulation des gènes
Influence du mental sur l'ADN des cellules cancéreuses
Shahzad, M. M. et al. (2010) : L'anxiété chronique module les gènes liés au cancer et interfère avec le système immunitaire, ce qui peut doubler, voire tripler la vitesse de propagation des cellules cancéreuses[32].
Sanzo, M. et al. (2010) : Les émotions négatives augmentent l'expression de gènes responsables de la progression du cancer[33].
Mathers, J. C. et al. (2010) : L'anxiété et la détresse psychologique sont des facteurs modulateurs de nos gènes et peuvent induire la manifestation des cellules cancéreuses[29].
Cwikel, J. G. et al. (2010) : Les facteurs psychologiques peuvent induire des gènes négatifs et potentialiser les autres facteurs de risque connus, augmentant ainsi le risque de cancer[28].
Williams, J.B. et al. (2009) : L'isolement social provoque des modifications dans les gènes négatifs et dans ceux du système immunitaire, augmentant ainsi les risques de développement du cancer[34].
Thaker, P. H. et al. (2008) : L'anxiété module l'expression des gènes négatifs et augmente le potentiel de développement et de propagation du cancer[35].
Landen fils, C. N. et al. (2007) : Les hormones de l'anxiété, par exemple l'adrénaline, influent sur le système immunitaire, modulent les gènes et augmentent la puissance des cellules cancéreuses[36].

Yang, E. V. et al. (2006) : L'adrénaline module l'ADN des cellules cancéreuses, les rendant plus agressives[37].

Sood, A. K. et al. (2006) : L'anxiété module l'expression de l'ADN et augmente la malignité des cellules cancéreuses[38].

Yin, D. et al. (2006) : L'anxiété chronique induit des changements sur le plan de l'expression de gènes qui induisent le cancer[39].

Rein, H. (2003, 1996) : Les intentions soutenues (positives ou négatives) ont une influence sur l'ADN des cellules cancéreuses[40].

Influence du mental sur l'expression des gènes des systèmes immunitaire et inflammatoire

Johnstone, S. et al. (2010) : Le stress chronique induit des états inflammatoires, un renouvellement cellulaire et des changements de l'ADN qui peuvent provoquer le cancer[23].

Mathews, H. L. et al. (2011) : Les émotions négatives induisent des changements épigénétiques qui affaiblissent le système immunitaire des malades, spécifiquement les cellules NK qui combattent les cellules cancéreuses[41].

Krukowski, K. et al. (2011) : La détresse psychologique modifie l'expression des gènes du système immunitaire qui ciblent le cancer, y compris ceux des cellules NK[42].

Yehuda, Rachel (2009) : Les événements traumatiques modifient l'expression des gènes relatifs à la fonction immunitaire[43].

Hayashi, T. et al. (2009) : Le rire augmente l'expression des gènes des cellules NK[44].

Cole, S. W. et al. (2007) : L'environnement social influence l'expression génétique, y compris les gènes du système immunitaire. L'isolement social cause un état inflammatoire chronique[45].

Adachi, S. et al. (1993) : La souffrance psychologique cause des changements oxydatifs aux gènes et nuit à la réparation de l'ADN[46].

Autres influences du mental sur l'ADN

Berton et al. (2006) ; Wilkinson et al. (2009) : L'isolement social et la dépression modifient l'expression des gènes[47-48].

Dusek, J. A. et al. (2008) : La relaxation a un effet positif sur l'expression des gènes[49].

Rossi, E. et al. (2008) : L'hypnose thérapeutique, la psychothérapie et la méditation modulent l'expression de nos gènes[50].

McCraty, R. et al. (2003) : Les émotions accompagnées d'intentions soutenues modifient la forme de l'ADN[51].

La génétique nous a permis d'identifier les notes (gènes) sur la portée. L'épigénétique nous apprend que le volume de ces notes peut varier et que le contrôle finalement en revient à des instrumentistes (environnement) dont on ignorait l'influence auparavant. Par exemple, nous pouvons hériter, de nos parents, de gènes propices au développement du cancer. Par contre, ces gènes négatifs, avec lesquels nous naissons, peuvent demeurer silencieux tant et aussi longtemps que l'environnement ne leur donnera pas une raison de s'exprimer[15, 57-58]. Les gènes peuvent rester inactivés éternellement si aucun instrumentiste ne joue leurs notes. Par contre, si les conditions externes l'ordonnent, ces gènes peuvent devenir agressifs et entraîner le développement du cancer. Ils ont donc un « tempérament ». Cela explique pourquoi nous ne pouvons pas élucider uniquement par la génétique le rapport que nous avions observé entre le cancer et les gènes. L'épigénétique apporte sa grande contribution dans l'identification du facteur C manquant dans l'équation du cancer (voir page 19).

De plus, une personne peut naître avec un ADN « vierge » – risque génétique nul d'avoir le cancer. Par contre, si cet individu, sans aucun antécédent familial de cancer, expose l'environnement de ses cellules à de mauvaises conditions (multiples dépressions majeures, tabagisme, isolement social, mauvaise alimentation, etc.), des changements épigénétiques pourraient se produire. L'influence environnementale peut donc changer la forme ou le message de l'ADN sans changer ses séquences, sa structure de base. Un gène normal peut alors *vibrer* comme un gène cancérigène. Ces changements épigénétiques qui reproduisent le message des gènes négatifs font maintenant partie intégrante du bagage génétique de cette personne. Elle peut donc les transmettre à ses descendants de manière non préméditée[14-20]. Nous aurions donc tous, incrustés dans notre ADN, des changements épigénétiques issus peut-être du mental de notre grand-père et qui seraient propices au développement du cancer. Par contre, tel que démontré par l'influence des parents adoptifs et par les autres études citées précédemment, nous avons la chance incroyable, en tant qu'êtres humains, de pouvoir utiliser notre conscience pour « renaturer » ces séquences d'ADN. Bien que nous ayons peu de contrôle sur les séquences de gènes dont nous avons hérité, nous pouvons moduler leur expression. Nous pouvons leur donner la conformation optimale, par nos choix individuels et de société, par notre *conscience collective* se rapportant aux croyances et aux comportements partagés dans notre collectivité[59].

*NOUS AVONS TOUS UNE RESPONSABILITÉ INDIVIDUELLE ET COLLECTIVE
POUR COMPRENDRE LE CANCER ET SES FACTEURS DE RISQUE.*

Nous sommes les composantes les plus évoluées sur la planète. Nous sommes les plus intelligents, les plus avancés technologiquement et les plus menaçants. Nous pouvons reprogrammer notre ADN, car ce n'est qu'un instrument avec des notes. L'instrumentiste, c'est l'environnement que nous pouvons contrôler. Contrairement aux autres espèces, nous pouvons CHOISIR maintenant d'être en même temps l'instrument et l'instrumentiste.

C'est une excellente nouvelle, mais aussi une grande responsabilité pour nous, car l'ADN de TOUS les êtres vivants est aussi influencé par l'environnement, et il est donc tributaire de nos choix en tant qu'individus ou en tant que sociétés. En modulant notre environnement, nous modulons celui des autres aussi. Vu que les autres êtres vivants forment aussi notre environnement, tout changement brusque chez ceux-ci aura des répercussions sur nous aussi.

*NOS CONSCIENCES SONT TOUTES CONNECTÉES LES UNES AUX AUTRES
ET EXERCENT UN CONTRÔLE SUR NOTRE ADN.*

Il y a donc une grande limite à gérer l'ADN. Nous pouvons uniquement suivre la voie de la nature, telle que dictée par notre conscience et illustrée dans le prochain chapitre. C'est d'ailleurs la surprise que la vie avait réservée à ceux qui croyaient pouvoir la manipuler si facilement.

En résumé

L'épigénétique permet d'unir la théorie de l'évolution de Darwin avec celle de Lamarck[60]. À l'instar de la génétique, l'épigénétique est la science qui examine l'ADN comme un tout, soit un ensemble de plusieurs séquences génétiques. C'est un domaine en plein essor qui catapulte notre compréhension du cancer en identifiant de nouveaux facteurs de risque environnementaux sous-estimés par le passé. Le projet de l'épigénome humain a été lancé en 2003 et aide à coordonner les recherches innombrables dans ce domaine qui suscite beaucoup d'intérêt[52]. Grâce à tout cela, nous comprenons aujourd'hui que l'environnement de nos cellules, c'est aussi nous-mêmes. L'ADN n'est pas le seul maître. Mon mental, mes croyances et mes émotions ont un pouvoir sur ma vie et sur mon état physique. Puisque mes croyances ont une influence sur mon ADN, alors la *science* coexiste avec la *conscience*. Elles sont donc complémentaires.

Lectures suggérées

The Genie in your Genes, de Dawson Church[10].
The Origin of Species, de Charles Darwin[8].
The Biology of Belief, de Bruce Lipton[13].

Chapitre 6

VOUS, MOI ET L'UNIVERS

*Car ce n'est pas la mort ou la douleur qui est une chose terrible,
mais la peur de la douleur ou de la mort.*

ÉPICTÈTE

Nous voyons notre peau comme un objet solide et matériel et nous faisons donc une délimitation claire entre NOUS et L'UNIVERS. Cela est en partie erroné, car notre peau, notre corps, nos cellules et nos atomes interagissent aussi avec l'univers.

JE SUIS L'ENVIRONNEMENT

Tout, y compris la matière, est constitué de paquets d'énergie qui vibrent. Ces vibrations sont de l'information codée, organisée en systèmes. Nous sommes aussi formés de ces atomes et donc principalement d'immatériel. Les 7 billions de billions de billions d'atomes forment ensemble des molécules telles que l'eau, les protéines ou l'ADN. Ces molécules forment ensemble des organelles qui se regroupent pour former notre plus petit élément vivant, soit une cellule. Nous avons 50 trillions de cellules dans notre corps[1]. Ces cellules forment ensemble des tissus qui se distinguent en systèmes que l'on nomme « organes », par exemple le foie et les os. Les organes forment des systèmes (digestif, musculo-squelettique, etc.). Et ces systèmes s'organisent ensemble pour former l'être humain. Les êtres humains s'organisent de manière conjointe pour former des populations. Ces populations, ensemble, forment des systèmes (écosystèmes, pays, etc.). Ces systèmes sont des constituants de la planète. À plusieurs, les planètes forment des systèmes, comme notre système solaire. Les différents systèmes forment des galaxies. L'organisation de la vie serait donc semblable à des poupées russes. Certains l'appellent l'« organisation holographique » et elle tend toujours, naturellement, vers une plus grande complexité. Chaque fois qu'on change de niveau, on remarque une meilleure organisation, formée d'un merveilleux travail symbiotique de toutes les petites composantes qui agissent ensemble, au milliardième de seconde près.

J'aime bien cette chanson de Zachary Richard, *L'arbre est dans ses feuilles,* pour illustrer l'organisation holographique :

L'amour est dans le cœur
Le cœur est dans l'oiseau
L'oiseau est dans l'œuf
L'œuf est dans le nid
Le nid est dans le trou
Le trou est dans le nœud
Le nœud est dans la branche
La branche est dans l'arbre
L'arbre est dans ses feuilles, marilon marilé
L'arbre est dans ses feuilles, marilon don dé

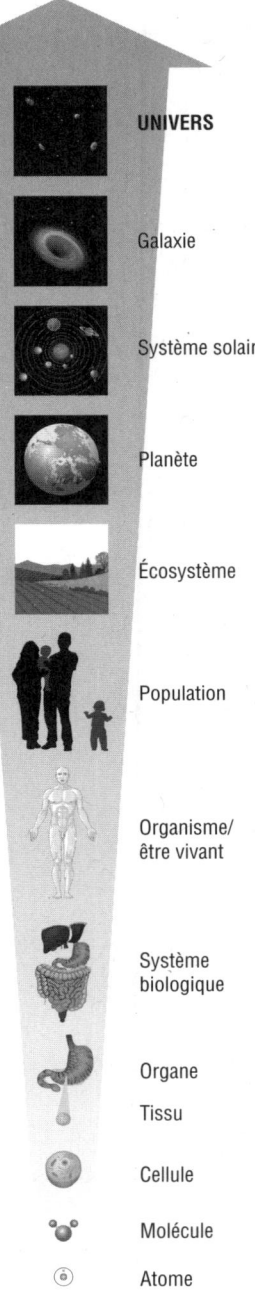

La vie est organisée en poupées russes. Le plus petit élément connu étant le photon de lumière, une manifestation immatérielle (non illustrée). Les photons de lumière se développent en matière sous forme d'atomes qui continuent à s'organiser jusqu'à former l'univers.

La vie va donc du plus petit constituant que nous connaissons, le photon, jusqu'au plus grand, l'univers. Comme pour les poupées russes, chacun de ces constituants représente l'ENVIRONNEMENT de ce qui est situé plus bas que lui sur l'échelle. L'environnement des êtres humains est donc le système social, la ville, le pays, la planète, le système solaire et la galaxie. Tout ce qui est situé plus bas sur l'échelle est un CONSTITUANT. Les constituants de l'être humain sont donc les organes, les cellules, les organelles, les atomes, les champs énergétiques. L'environnement est aussi appelé « macrocosme » et le constituant, « microcosme ». Sommes-nous situés en plein milieu de cette échelle ? Bien sûr que non. Ce genre d'affirmation est similaire aux raisonnements erronés du passé, quand on mettait l'être humain au centre de tout. De la même manière que le Soleil ne tourne pas autour de la Terre, nous ne sommes pas situés au centre de cette échelle, ni à sa fin. De la même manière que la Terre représente notre environnement, la Terre elle-même est un constituant du système solaire. De la même manière qu'un organe est un de nos constituants, il représente aussi l'environnement des cellules qui le constituent. La cellule, elle, représente l'environnement des atomes. Et ainsi de suite.

Quand nous cessons de nous situer au centre de l'univers, nous réalisons que nous sommes aussi l'environnement de nos cellules. La notion de centre n'existe pas dans un système qui dépend de l'articulation de chacune de ses composantes. Chaque maillon de la chaîne compte. Nous SOMMES le tout, car nous vivons dans un monde holographique. Tout comme les poupées russes, chaque pièce de l'univers a déjà le monde qui s'y réfléchit à plus petite échelle[2-3]. Une graine contient l'information d'un arbre complet, une goutte d'eau de mer reflète l'océan entier, un rayon de soleil contient tout le soleil. La séparation de l'univers n'est qu'une illusion. Tout est interrelié et fait partie d'un tout. Il n'y a pas de composante plus puissante que l'autre, car l'harmonie et l'évolution sont les seuls désirs de ce tout. Toutes ces composantes fonctionnent conformément à leur environnement. La seule composante qui se croit exclue de cette équation et qui va à l'encontre de ce cours naturel, c'est… l'être humain. Ce qu'il est centré sur lui-même, celui-là !

LA COMMUNICATION QUANTIQUE

Tous les constituants de ce monde holographique interagissent et communiquent constamment entre eux, au niveau subatomique. En physique quantique, on a pu démontrer que nos plus petits constituants communiquent ensemble et avec le reste de l'univers simultanément. C'est le phénomène de l'intrication quantique. Quand on sépare des particules et qu'on les envoie dans des directions opposées, elles continuent d'agir comme si elles étaient encore liées. Elles se parlent comme si elles ne formaient encore qu'une seule particule. Elles sont toujours connectées, malgré la distance physique et le temps. Toute action entreprise sur une particule a une influence immédiate sur l'autre. Chacune « sait » instantanément ce que l'autre est en train de faire. Ce phénomène non local[1-2, 4-5] illustre que, s'il y a déjà eu connexion physique, cette connexion existe toujours, malgré le temps et la distance. Est-ce que cela signifie que tout est connecté parce que tout provient du big bang ? Peut-être. C'est une façon de voir les choses. Une autre manière de comprendre cela est de reconnaître que notre sens de séparation du reste de l'univers nous éloigne de l'idée selon laquelle on vit dans un monde holographique, où tout existe tout le temps, partout, et que le temps et l'espace ne sont que des illusions. On peut aussi comprendre cette connexion en fonction du champ du point zéro (le « vide » à l'intérieur de l'atome). Ce vaste champ énergétique est rempli d'informations qui sont constamment échangées avec le reste du monde. C'est un disque dur plus grand que tous les ordinateurs de la planète réunis. C'est un océan de vibrations microscopiques contenu dans l'espace entre les choses. Comme tout est formé d'atomes, tout serait donc connecté, telle une toile d'araignée invisible à un champ quantique universel[4]. Oui, nous sommes formés de matière. Nous sommes donc aussi un vaste champ électromagnétique intelligent qui échange constamment des informations avec le champ qui l'entoure. Selon les recherches en neurosciences, notre cerveau est un organe qui permet de connecter notre conscience à la conscience universelle, et il n'y a aucune démarcation possible entre l'univers et nous[6].

L'ÉVOLUTION DE LA CONSCIENCE

Il y a quelques années, l'être humain, se croyant encore le centre et le maître de l'univers, pensait qu'il pouvait se passer de son environnement. Il a donc exploité, abusé, pollué et détruit la planète. Quand s'est-il arrêté pour s'illuminer d'une conscience environnementale ? Uniquement lorsqu'il a compris que, en raison de cette inconscience, SA vie était en danger. En créant du tort à son environnement, l'être humain se faisait du tort à lui-même.

« JE suis menacé d'extinction. »

Cette prise de conscience l'a fait réagir, et il s'est réveillé. On a soudainement assisté à des campagnes massives de conscientisation, à des accords internationaux, à des changements de législation, pour… nous permettre de survivre. Nous comprenons aujourd'hui que nous vivons de façon symbiotique avec le reste de la planète et que nous ne pouvons tout simplement pas nous passer d'elle. Nous ne sommes pas tout-puissants comme nous le pensions. Au fond, cette prise de conscience nous a fait souffrir et la souffrance nous a fait évoluer. Un nouvel éveil planétaire est en train de se produire, et il a trait aux éléments immatériels et à l'ego. Ce nouveau phénomène de conscientisation va révolutionner l'être humain, et ce, d'une manière exponentielle.

LA DUALITÉ EN NOUS

Quand vous oubliez qui vous êtes, vous devenez l'univers.

HAKUIN, maître zen

Nous vivons dans une dualité. Une part de nous tend vers l'individualité ; l'autre, vers l'intégration avec les autres et avec l'univers. Beaucoup de gens vivent détachés les uns des autres, mais d'autres ont brisé cette illusion et volent déjà vers de nouveaux horizons. Pour faciliter la compréhension de notre dualité, deux explications sont possibles. La première est de nature spirituelle (ego/univers) ; la seconde, conceptuelle (cerveau gauche/cerveau droit). Ceux qui ont de la difficulté avec la première trouveront l'autre plus facile à comprendre.

Dualité ego/univers

La vie nous donne parfois de grandes baffes, surtout quand nous nous sentons maîtres du monde entier. Ces baffes nous déstabilisent, nous désorientent et nous font souffrir. Or, cette souffrance ne nous appartient pas. Nous nous attachons à des idées de souffrance qui créent le malheur dans nos vies. La souffrance est une illusion, car c'est l'ego en nous qui souffre. La vie, elle, nous livre un message qui nous permet de grandir et d'apprendre de nos erreurs. Lorsque nous nous attardons à la souffrance, nous regardons dans la mauvaise direction. Tel un sculpteur qui façonne le marbre à coups de marteau, la vie taille notre ego pour nous rendre parfaits. Les étincelles produites par ce geste se manifestent par nos émotions qui, quand elles sont écoutées, contribuent à parfaire notre conscience vers le vrai but de notre vie : l'amour et l'évolution personnelle. Nous sommes la pierre qui devient précieuse quand elle est façonnée et débarrassée de l'ego, livrant ainsi notre cœur à l'univers. L'ego fera tout pour nous empêcher de déchiffrer ces étincelles.

L'ego est un concept difficile à saisir, mais une fois que nous l'aurons compris, il changera le visage de l'humanité. Pour le comprendre, nous devons nous départir de toute notion préconçue de l'ego, dont les définitions freudiennes. La reconnaissance individuelle du concept d'ego permettra à l'être humain de trouver sa vraie place dans l'univers et de s'adapter à sa vraie nature.

Mais c'est quoi, cet ego ?

L'ego sépare l'individu du reste. C'est une carapace virtuelle qui nous englobe, une lentille fictive par laquelle nous regardons le monde et qui crée une distance entre nous et ce qui nous entoure. C'est l'illusion de l'existence de sa propre personne comme être distinct de son environnement, faisant ainsi surgir le concept d'un MOI, en opposition à l'UNIVERS. Ainsi, cet environnement séparé de l'individu sera souvent considéré comme hostile, tel un élément à combattre.

Ego = mon nombril et Moi

L'ego est aussi un mode de pensée. Il travaille par comparaison avec les autres, en s'appropriant tout ce qui est valable à leurs yeux, pour se convaincre qu'il est important. Vu que rien de ce qu'il s'approprie n'est assez pour le satisfaire, l'ego fuit le moment présent et cherche des moyens d'augmenter sa valeur dans le futur. L'émotion qui l'anime est donc la peur de ne jamais être à la hauteur et de mourir sans avoir été important. Son but final est que les autres le respectent, pour qu'il finisse enfin par se respecter lui-même.

C'est lorsque l'individu se sent séparé de l'environnement qu'il pense que l'environnement est hostile envers lui et menace son importance. Il entre alors dans un mode de survie où il doit constamment prouver sa valeur, et c'est pourquoi il s'approprie toutes les idées, les pensées ou les objets de valeur qui pourraient lui servir. Il s'y attache au point d'en devenir dépendant.

« Je pense, donc je suis. »

Cette affirmation de René Descartes induit l'ego en erreur, car ce dernier aime se croire très intelligent. Or, penser n'est pas un acte extraordinaire pour l'être humain. Tout le monde a des idées, même les schizophrènes. Ces idées surgissent constamment dans nos têtes, négatives ou positives, selon notre environnement ou notre état physique. Elles peuvent même se bousculer dans notre esprit, sans qu'on puisse exercer aucun contrôle sur elles. Bref, tout le monde pense, tout le temps. Il est beaucoup plus difficile d'essayer de ne PAS penser et de se détacher de ce qui se passe dans notre tête. Beaucoup de nos problèmes surviennent justement quand l'ego s'identifie à ces idées et qu'il les appelle « mes idées ».

« Mon idée est meilleure. »

Certaines personnes s'approprient toutes les idées qui leur passent par la tête, tombent amoureuses de « leurs idées » et s'en servent pour nous casser les oreilles ou pour se croire supérieures aux autres… C'est ce qu'on appelle des gens inconscients, « possédés » par leur ego, car, en vérité, ils n'ont aucun « filtre ». Ils acceptent toutes les idées et les croient pareillement importantes, même quand elles sont nuisibles.

« Il est plus fort. »

« Je me fais manipuler. »

« Ma robe est plus belle. »

« Je suis meilleur que lui. »

Ce n'est pas nous qui pensons cela. Notre nature véritable est incapable de générer des pensées négatives. Ce ne sont que des idées qui traversent notre esprit, et c'est l'ego en nous qui s'y attache et qui fait en sorte que nous croyons qu'elles viennent de nous. L'ego aime donc s'identifier à ces idées et veut nous faire croire qu'elles nous appartiennent. Nous et l'ego en nous, ce sont deux personnages différents.

Mis à part l'attachement aux idées, l'ego aime aussi s'attacher à des formes, soit à des objets et à des personnes. Une des premières manifestations de l'ego peut être observée chez l'enfant qui pleure lorsqu'on lui retire son jouet : « Il est à moi ! » Le jouet fait maintenant partie de l'ego de l'enfant et ça lui fait MAL de s'en départir. Ce jouet, plus tard, c'est mon auto, ma maison, mes vêtements, mon gadget, etc. L'ego s'attache à tout cela afin d'augmenter sa valeur à ses yeux et à ceux des autres. L'ego aime aussi s'associer, dans les faits ou par la parole, à des personnes riches, belles ou importantes pour la même raison : paraître plus important.

« Mon ami, président de telle compagnie, m'a dit que… »

Dans l'intention d'éliminer cette peur de ne pas être à la hauteur, l'ego ne réussit qu'à la calmer momentanément par ces nouvelles possessions, nouveaux amis, nouveaux gains, nouveaux diplômes, nouvelles victoires, etc. L'ego tentera de se prouver quelque chose dans ce processus, mais ne fera que se perdre davantage. Le marketing est fondé sur cette stratégie : Achetez tel produit pour rendre les autres jaloux, pour avoir une plus belle silhouette ou pour paraître plus importants ! Ce cercle vicieux, cette course vers le bonheur, n'engendre que davantage de déceptions.

Il encourage la compétition entre le MOI et l'UNIVERS.

Une autre forme à laquelle l'ego s'attache est celle du corps. Il s'attache à l'identité sexuelle dès un jeune âge (la société l'y encourage) et joue un rôle selon le sexe, soit un conditionnement comportemental qui affecte tous les aspects de la vie. Il adoptera des attitudes « viriles », « féminines », ou se centrera sur l'apparence physique pour être accepté et valorisé. Qui a dit que les hommes ne peuvent pas porter de rose ni exprimer leurs émotions ? Qui a dit que les femmes ne peuvent pas être garagistes ?

Puisqu'il ne s'aime pas et qu'il est très compétitif, l'ego est donc également très susceptible. Quand quelqu'un en connaît davantage ou peut faire mieux que lui, l'ego se sent menacé et tente de restaurer sa valeur en se tenant sur la défensive ou en critiquant autrui. Il cherche à rabaisser l'autre pour se faire valoir.

« Moi aussi, j'ai fait ça, et même plus ! »

« Pfff ! Il en sait plus que moi, mais il est laid. »

Tout ce schéma de conditionnement mental n'est qu'une source de misère et engendre un cercle vicieux de compétitivité sans fin. Comme il est gourmand et qu'aucune de ses nouvelles victoires ne le satisfait, l'ego devient compétitif envers lui-même et s'identifie au temps. Le passé est révolu et le futur n'arrivera peut-être jamais. Le moment présent est tout ce qui est réel et tout ce que nous avons. Pourtant, l'ego le fuit constamment, puisqu'il est toujours à la recherche de buts secondaires afin d'augmenter son importance relative par rapport à lui-même et à la perception des autres. L'ego aime planifier des choses dans le futur afin d'obtenir plus d'argent, plus de reconnaissance sociale, plus de possessions. Il recule dans le passé et songe au lendemain. Il devient ainsi difficile d'effectuer une tâche dans l'immédiat sans toujours penser aux mille et une possibilités qui pourraient survenir.

« Je perds mon temps maintenant, mais demain je serai puissant ! » En adoptant cette philosophie, l'ego s'éloigne de sa vérité et du moment présent. Des milliers de livres prétendent nous enseigner «comment être heureux», mais le bonheur n'existe que dans le moment présent. Le meilleur présent qu'on peut s'offrir est le moment présent. L'ego est donc source de malheur, car il ne vit JAMAIS dans le moment même. Il adore s'identifier à toutes les idées du passé et aux possibilités du futur. Or, cela demande beaucoup d'énergie, souvent de manière inutile. De plus, beaucoup de nos souvenirs ne sont pas nécessairement plaisants. L'ego s'attache même aux anciennes souffrances et s'en sert pour susciter la pitié des gens. Connaissez-vous des gens qui parlent tout le temps des difficultés que la vie leur a faites? C'est encore l'ego. Il se nourrit de cette attention que les gens portent à ces histoires de souffrance, cette «importance» dirigée vers lui.

L'ego existe non seulement sur le plan individuel, mais aussi sur les plans collectif et mondial. C'est ce qui crée l'identité sportive, communautaire, culturelle, religieuse, provinciale et nationale. C'est ce qui cause les affrontements entre les différents partisans qui veulent protéger leurs croyances.

«Mon équipe a perdu parce que la tienne a triché.» On a droit alors à des émeutes et à des bagarres entre les opposants.

La peur et la volonté du pouvoir sont d'ailleurs les forces motivant la guerre, la violence, le racisme et les mauvaises relations interpersonnelles. L'ego divise les gens entre «bons» et «mauvais», selon leur apport à sa valeur. S'ils augmentent sa valeur, ils sont bons. L'ego ADOOOOORE diminuer la valeur de ceux qui ne sont pas comme lui. Il sort souvent ses griffes et aime les confrontations.

«Ceux qui ne pensent pas comme moi sont mes ennemis.»

L'ego génère de l'énergie négative et s'en nourrit. Il aime se plaindre, garder des rancunes et critiquer les autres. Bien sûr, en faisant cela, il se croit plus important. Il a aussi très peur de la mort et aspire à être invincible. C'est ce qui crée la peur de vieillir, ce fléau qui nous empêche d'être heureux.

L'individu, se séparant du moment présent et de l'univers, se prive ainsi de forces importantes, comme l'amour et la paix. Il les cherche constamment, mais de la mauvaise manière. Or, comprendre que cette voix dans ma tête n'est pas vraiment la mienne est une véritable libération. Mais alors, qui suis-je donc? Le vrai moi, c'est celui qui en arrive à cette compréhension. Je suis la conscience derrière ce processus inconscient. Je suis la présence qui est consciente de l'ego, soit l'observateur. Je suis connecté à la force subatomique de l'univers. Cette lentille qu'est l'ego n'est qu'une illusion, car en réalité chacun des moi de cet univers forme un maillon de la grande chaîne de la vie. Nous dépendons des autres et nous sommes déjà importants, car les autres dépendent aussi de nous. La reconnaissance d'une union avec ce qui nous entoure constitue la première étape du développement de la conscience et du détachement de l'ego.

Voici un exemple pour illustrer ce concept abstrait.

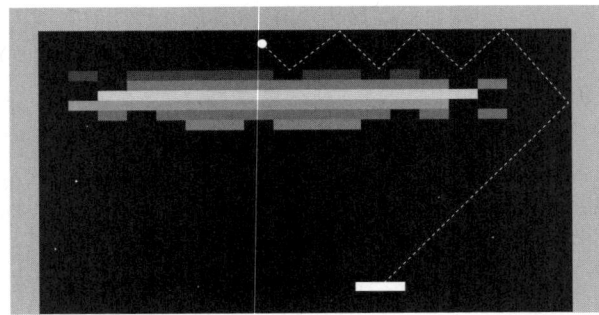

Jeu vidéo : les briques représentent des éléments de la carapace de l'ego.
L'espace derrière le mur est muni d'une source importante d'énergie.

Vous souvenez-vous du jeu Breakout d'Atari ? Il a été amélioré et relancé par plusieurs entreprises de jeux vidéo sous des noms différents. Le principe du jeu est similaire au squash ou au racquetball. Il faut diriger la raquette (barre horizontale du bas) de manière à envoyer la balle en direction d'un mur de briques multicolores. Quand la balle frappe le mur, une brique se brise et on gagne des points. La finalité étant de percer un trou dans le mur. Et, quand la balle passe de l'autre côté de ce mur, elle acquiert une force et une vitesse incroyables et elle fait éclater les briques. La finalité étant de faire disparaître le mur.

Chaque brique du mur représente un élément de la vie auquel l'ego s'attache et par lequel il se définit. L'ensemble du mur représente la carapace, soit l'ego.

Si vous voulez appliquer cet exemple envers vous-même, les briques représentent par exemple votre emploi, votre origine sociale, votre beauté, votre parti politique, la marque de votre auto, l'intelligence de vos enfants, le nombre de pays que vous avez visités, vos victoires, vos accomplissements, etc.

Quand on vous demande qui vous êtes, vous répondez quoi ? Ce que vous répondez correspond à chacune de ces briques. L'ego aime étaler sa valeur en se définissant selon les normes de la société. Votre mur devient votre « faux » moi et vous éloigne de votre « vrai » moi. Le mur vous éloigne de cet enfant en vous qui avait, comme la cellule qui vous a donné naissance, des potentialités universelles. Le vrai moi ne vit que dans le moment présent et ne se définit ni par la marque de son auto, ni par le prix de son barbecue, ni par les carats de ses bijoux, ni par son poste de cadre. En vous identifiant à ces éléments, vous vous construisez un mur de briques qui vous emprisonne loin de votre moi véritable et du moment présent. Si vous le voyez, vous vous êtes déjà affranchi de l'emprise de l'ego. Si vous ne le voyez pas, c'est que vous vous y êtes habitué et que c'est devenu votre source de confort. Mais, comme l'a dit Khalil Gibran : « Le confort vous invite en hôte et fait de vous son serviteur. »

Les briques peuvent procurer un certain confort aux gens, une illusion de solidité, mais elles finissent toutes par tomber un jour ou l'autre, par l'intermédiaire de la maladie, des déménagements, de la vieillesse, des crises économiques, etc. Certaines personnes vont se battre pour garder ce faux confort à l'intérieur de ce monde de briques qu'elles ont façonné et qui traduit leur réalité des choses. Les gens sont prêts à tout pour protéger leur univers, y compris se moquer des autres et s'injecter des stéroïdes. Certains deviendront racistes, d'autres, sexistes ou fanatiques. Mais, un jour ou l'autre, nous allons tous mourir et, à ce moment, les briques du mur qui ne sont pas encore tombées disparaîtront pour laisser place à la nouvelle génération, au souffle, au renouveau de la vie, à ces potentialités universelles. Beaucoup de gens ne comprendront cela qu'au moment de leur mort. Tout ce qu'ils auront accumulé et tout ce qu'ils auront « été » disparaîtra. À cet instant, ils réaliseront qu'ils ont passé leur vie à courir dans un cercle vicieux en cherchant le bonheur, sans jamais se questionner sur la futilité de cette action et sur le tort que cela leur causait. Une fois qu'on comprend que toutes les structures de la Terre sont instables, que tout se transforme constamment, un sentiment de paix résonne dans notre cœur. Ce moment de paix, c'est l'autre côté du mur. C'est le moment présent où l'on respire librement, sans peur, et c'est le VRAI monde où l'on est doté d'une force extraordinaire, qu'on avait oubliée.

Au-delà des briques, il y a l'univers rempli d'une force intarissable, qui constitue le monde réel et non la réalité fictive construite par l'ego.

Cela signifie que les gens qui vivent derrière ces briques sont dans un monde partiel, coupés de l'énergie universelle. Quand nous franchissons le mur, nous nous libérons de la peur, nous ouvrons une nouvelle perspective sur notre vie et nous retouchons au sentiment d'amour et de paix tant désiré. Plus nous y goûtons, plus nous en voulons. Comme si un éclair illuminait l'obscurité, nous nous voyons, nous nous reconnaissons et nous renaissons. La plupart des gens qui vivent des périodes difficiles ne réalisent pas qu'au-delà de ce mur de souffrance, il y a un monde sans aucune peur, où ils peuvent respirer aussi facilement que lorsqu'ils étaient des bébés. Quand ils brisent cette carapace virtuelle, ils se métamorphosent. Tels des papillons, ils s'envolent légèrement vers de meilleurs horizons.

Dualité cerveau gauche/cerveau droit

Ceci est une autre explication permettant de conceptualiser la dualité moi/univers.

D'abord, notre cerveau est divisé en deux parties, l'hémisphère droit et l'hémisphère gauche, qui sont reliées par des fibres nerveuses, le corps calleux. Des études ont été menées sur des individus qui, pour des raisons médicales, ont eu le corps calleux sectionné. On a alors remarqué le comportement différent des deux hémisphères[7-8]. La neuroanatomiste Jill Bolte Taylor a même eu l'occasion d'étudier son propre cerveau, lorsqu'elle a souffert d'une rupture d'anévrisme. Son cerveau gauche a alors temporairement cessé de fonctionner et elle a pu faire une distinction nette entre ses deux hémisphères. Selon elle, nos deux cerveaux fonctionnent de manière presque indépendante et chacun a sa personnalité propre. Voici leurs caractéristiques respectives :

Cerveau gauche
- Fonctionne comme un processeur sérié ou un circuit en série. Ne peut analyser qu'une donnée (idée) à la fois.
- Orienté dans le temps de manière linéaire, soit vers le passé, soit vers le futur. Il examine les petits détails du moment présent, les catégorise, les associe à des informations passées, les scrute et projette toutes les nouvelles possibilités dans le futur.

- Pense avec le langage et nous parle. C'est la petite voix qui dit : « Tu as oublié de faire telle chose ! »
- Ne voit aucune connexion entre l'individu et son environnement. C'est la voix qui dit : « Je suis. »
- Esprit cartésien, il réfléchit méthodiquement. Il remarque tous les détails et les imperfections, émet des jugements et cherche constamment à changer la réalité pour un meilleur avenir.

Cerveau droit

- Fonctionne comme un processeur ou un circuit parallèle. Peut analyser plusieurs informations simultanément.
- Uniquement orienté vers le présent. Le concept du temps n'existe pas pour lui.
- Bonne connexion entre l'individu, ses cellules et son environnement.
- Voit la beauté des choses, cherche la paix.
- Pense avec des images.
- Cerveau créatif et artistique.

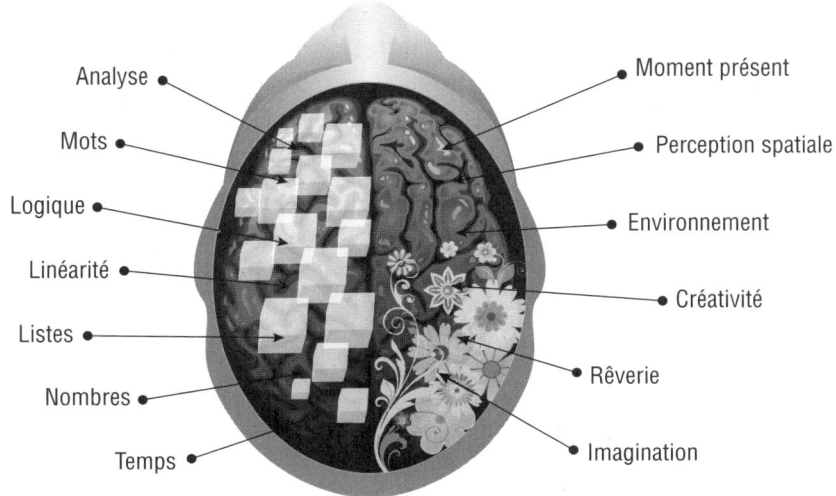

Exemple de la division « cerveau droit – cerveau gauche ».

Selon Jill Bolte Taylor, le cerveau droit sait que nous sommes formés par ces vibrations qui nous relient au reste de l'univers. Il « voit » que nous sommes des êtres de lumière, un vaste champ électromagnétique qui est aussi connecté avec le champ électromagnétique universel. Le cerveau droit n'a pas de concept de « moi » ni de concept de « pas moi », mais seulement un concept de champ électromagnétique UNIQUE[9]. C'est pour cela que le cerveau droit n'a pas la notion du temps ou de l'espace. Il les « transcende ». Tout ce qui existe, pour lui, c'est le moment présent[4].

Bien que cette division de dominance ne soit pas si anatomiquement précise, ne trouvez-vous pas que le cerveau gauche a beaucoup en commun avec le concept de l'ego ? Plusieurs chercheurs en arrivent aussi à cette conclusion[7-8, 10-12]. Nous sommes tous nés avec deux cerveaux distincts, mais, à un moment donné de leur existence, beaucoup de gens ont privilégié le fonctionnement d'un hémisphère au détriment de l'autre, soit l'hémisphère gauche, responsable du sens analytique, logique et méthodique. C'est aussi la composante qui nous sépare de l'univers et nous fait croire que nous sommes distincts. C'est en général ce que la société occidentale actuelle valorise chez les individus. Comme conséquence, ce choix a entraîné un déséquilibre de notre santé, se traduisant par un état connu comme le « malheur ». Le malheur serait dû à une surutilisation du cerveau gauche. Or, on ne peut pas chercher le bonheur uniquement avec le cerveau rationnel, car le bonheur n'existe que dans le moment présent, et le cerveau logique fuit le moment présent. Certaines personnes vivent complètement coupées de leur cerveau droit, comme si c'était un vestige du passé ou un luxe. Or, nous avons évolué avec les deux hémisphères. La vie a décidé que le cerveau droit était nécessaire. Je dirais même que si l'être humain veut survivre, il doit voir et comprendre son rapport avec son environnement. Le cerveau gauche, lui, n'a conscience que de lui-même. Jill Bolte Taylor dit que les deux cerveaux sont connectés par le corps calleux et qu'il est possible de choisir à tout moment entre les deux. La première étape est d'en être simplement conscient. Le bonheur survient tout seul quand on arrête de réfléchir, quand on cesse d'analyser et qu'on s'abandonne au moment présent, au cerveau droit[9]. Il ne faut pas tenter de rejoindre le moment présent ; il s'agit tout simplement de ne RIEN faire. Il ne faut même pas essayer de ne rien faire. Il faut juste ARRÊTER de tourner en rond et laisser la beauté se dégager toute seule. C'est le but de la méditation (voir chapitre 9). Les activités du cerveau gauche sont extrêmement importantes, mais il faut un équilibre des deux hémisphères pour fonctionner adéquatement, maximiser ses potentialités, retrouver l'harmonie et rejoindre des états de flux.

Pour beaucoup de gens, le concept d'ego est surprenant et difficile à saisir. C'est normal, car c'est le résultat d'un conditionnement de vie et d'une cinétique de plusieurs générations. Cela dit, cette partie du livre ne constitue que la graine qui germera toute seule.

> Si vous ne l'avez jamais fait auparavant, arrêtez-vous pendant quelques minutes, en silence, et examinez ce qui se passe vraiment dans votre tête. Prenez conscience de toutes les pensées qui vous traversent l'esprit ; devenez l'observateur. Répétez l'expérience plusieurs fois pendant une semaine. Offrez-vous ce cadeau de l'attention envers vous-même. Vous remarquerez quelque chose d'extraordinaire : vous verrez vos idées d'une manière différente.

La vie n'est que le processus permettant de se donner naissance à soi-même. La chenille ne peut se transformer en papillon que si elle se replie sur elle-même et se désintègre dans son cocon. Comme elle, nous avons le potentiel de nous métamorphoser en papillons et de nous envoler dans le vent de la vie.

En résumé

Nous ne sommes pas constitués uniquement de matière. Nos sens nous donnent l'illusion que nous vivons dans un monde de matière. En acceptant cela, nous bloquons une grande partie de l'information de ce monde. En la bloquant, nous nous en privons, et, ce faisant, nous devenons prisonniers d'un monde que nous construisons nous-mêmes. Ce monde est issu de notre hémisphère cérébral rationnel qui désire contrôler son environnement. Le hic, c'est que le plus petit constituant connu est le photon, un paquet d'énergie qui vibre. Or, nous sommes tous fabriqués d'un champ relié à l'univers. Il n'y a aucune démarcation possible entre nous, selon l'échelle holographique ; nous sommes tous unis. Nous vivons avec une dualité. Une partie de nous veut vivre séparée de l'univers et l'autre veut nous en rapprocher. Quand on ne vit que de manière séparée, on est sous l'emprise de l'ego. Cet ego est très nocif, car il fonctionne avec la peur et vit pour se prouver aux autres. Il nous empêche d'être à l'écoute de notre corps et de nos émotions. En créant une distance entre nous et notre environnement, nous créons une distance avec nous-mêmes. Mais on ne peut s'éloigner très longtemps de soi-même et de sa vérité. Le moteur peut-il vraiment s'éloigner de sa source d'alimentation ? L'encre sur la feuille peut-elle vraiment s'éloigner du stylo qui a écrit ?

Quand nous nous comprenons et comprenons notre conscience,
nous comprenons aussi l'univers et cette séparation disparaît.

Amit Goswami, physicien

LA RÉGÉNÉRATION DE LA SALAMANDRE

Comme une salamandre, l'amour est merveilleux.

ENRICO MACIAS, ambassadeur pour la paix de l'ONU

Un miracle est défini comme un acte incroyable relevant d'une force suprême. Or, nous puisons régulièrement dans cette force suprême. Voici un miracle auquel j'assiste tous les jours : la régénération. Après des traitements de radiothérapie, les patients ont souvent une brûlure importante de la peau. Mais il est toujours étonnant de voir avec quelle vitesse la peau se referme et guérit complètement. C'est un autre merveilleux mystère de la vie ! Comment le corps réagit-il pour reformer la peau intacte ? Est-ce nous qui le commandons inconsciemment, ou est-ce une force de cette vie intelligente en nous qui fait ce qu'elle DOIT faire ? Cette capacité ne se limite pas uniquement à la peau. Le foie, les os et même le système nerveux repoussent comme auparavant, ou presque. Notre corps est doté d'une capacité merveilleuse de se reformer ! Le tout effectué par ces « cols bleus » internes qui travaillent jour et nuit.

Certains animaux possèdent aussi cette capacité miraculeuse, mais à un degré encore plus extraordinaire. Ils sont capables de régénérer leur queue, leur rétine, ainsi que des membres complets[13]. Le lauréat du prix Nobel Thomas Hunt Morgan a élucidé les étapes par lesquelles s'effectue la régénération. Ses études ont révélé qu'elle est le fruit d'un processus organisé et non aléatoire, s'apparentant au développement embryonnaire. La régénération est activée par une information qui provient des nerfs sectionnés[13]. Nous ne connaissons pas la nature de cet agent (physique ou immatériel), mais il induit l'activité et la stimule. Les recherches montrent aussi que le processus de régénération est accéléré par l'électricité. Lorsque des courants électriques sont appliqués sur les nerfs sectionnés, les membres deviennent « énergisés » et repoussent plus vite. Les animaux les plus aptes à se régénérer sont la salamandre, l'hydre (un cnidaire), le ver, l'escargot, l'étoile de mer et l'anémone de mer. Ils peuvent se reformer en très peu de temps, presque comme l'androïde de *Terminator 2*. Mais qu'est-ce qui fait que certaines espèces ont cette capacité extraordinaire ? La réponse est du côté de l'évolution : les êtres vivants les moins évolués ont la plus grande capacité de régénération. Dommage pour les êtres humains. Nous sommes peut-être doués de la capacité de raisonner, mais nous ne nous régénérons pas très bien. La théorie la plus plausible explique cela par le fait que les êtres humains, contrairement aux autres animaux, ont le système nerveux concentré dans la tête, et non pas dans le reste du corps. Ce qui leur permet de réfléchir.

Voici une expérience peu appétissante, mais magique[13]. En 1948, le Dr Meryl Rose étudiait les salamandres. Il sectionnait leurs pattes et mesurait la vitesse de leur régénération. Un jour, il s'est dit : « Et si je greffais une tumeur cancéreuse sur une patte d'une salamandre, que se passerait-il ? » Après la greffe, si rien n'était fait, la tumeur poussait, envahissait les pauvres salamandres et les tuait. Le chercheur a alors eu l'idée géniale d'amputer les membres malades des salamandres, juste sous le site des greffes. Comme d'habitude, la régénération survenait. Le membre de la salamandre repoussait en quelques jours, et la tumeur... fondait comme un glaçon et disparaissait sans laisser aucune trace ! En plus de faire repousser les membres, cette force tuait les cellules négatives et guérissait le cancer. Ces résultats ont par la suite été confirmés par d'autres études[13]. Il existe donc une force véhiculée par les nerfs, qui agit de manière miraculeuse et guérit le cancer.

Cette histoire nous apprend une chose très importante – mais ce n'est pas qu'il faut se couper le bras pour guérir. Elle montre que le cancer est, à la base, une maladie réversible ! Et les salamandres ont accès à la force qui les guérit du cancer.

Voici un schéma illustrant le lien entre la maladie et la capacité de régénération[13].

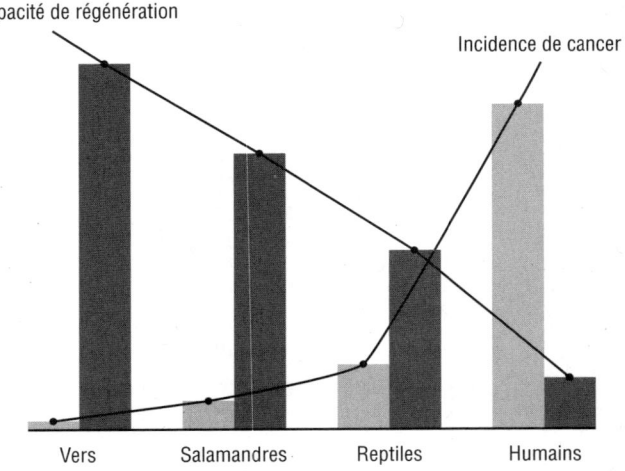

Degré d'évolution et capacité de régénération

Graphique illustrant l'incidence de cancer chez quelques espèces, ainsi que leur capacité de régénération en fonction de leur évolution.

Puisqu'on ne peut pas reculer dans le temps et redevenir une salamandre, que peut-on faire ? On peut se poser des questions, beaucoup de questions.

Si la régénération dépend de l'état de notre système nerveux, que se passe-t-il pendant des périodes de dépression, quand il y a un ralentissement du système nerveux entier ?

Qu'est-ce qui pourrait expliquer, dans l'évolution, l'augmentation de l'incidence du cancer ?

Est-ce en raison de l'apparition de la matière grise chez l'humain ?

Est-ce en raison du développement de l'ego (séparation de l'univers) ?

Est-ce en raison de la pression du temps ou de la fuite du moment présent (les salamandres ne pensent qu'au moment présent) ?

Est-ce en raison du manque de connexion avec notre corps (les salamandres réfléchissent moins et sont très connectées avec leur corps) ?

Je n'ai pas de réponses certaines à ces questions, mais, au moins, je comprends maintenant le sens des paroles de la chanson d'Enrico Macias. Eh oui, comme une salamandre, l'amour est merveilleux.

> *La plus belle et la plus profonde émotion que nous puissions expérimenter est la sensation du mystique. C'est la semence de toute science véritable.*
>
> ALBERT EINSTEIN

Lectures suggérées
Le pouvoir du moment présent, d'Eckhart Tolle[14].
Nouvelle Terre, d'Eckhart Tolle[15].
My stroke of insight, de Jill Bolte Taylor[9].
Three Magic Words, de Uell Stanley Andersen[16].
The Body Electric, de Robert O. Becker et Gary Selden[13].

Chapitre 7

L'ÉQUILIBRE DE LA SANTÉ

L'ÉVEIL DES MIRACULÉS

L'impact extraordinaire de l'éveil de la conscience est illustré par les témoignages de patients qui ont surmonté des probabilités défavorables et ont guéri miraculeusement du cancer en faisant usage de cette force psychique, cette fontaine de jouvence[1-9].

« Le réveil fut très rude, mais ce fut aussi une bénédiction déguisée. J'ai réalisé qu'il me faudrait jouer le rôle principal pour regagner ma santé. Cela ne veut pas dire que je n'ai pas bénéficié de la médecine. J'en ai bénéficié. J'ai pris des médicaments qui m'ont soulagé, j'ai subi d'innombrables transfusions, opérations, etc. Je crois en la médecine. Je crois aussi que l'âme, l'esprit et le corps opèrent en trio, pour tomber malades comme pour guérir. Le rôle majeur de mes médecins fut de s'occuper de mon corps. Le reste revenait à moi. »

Reid Henson[4]

« Je pense qu'on est chanceux en Occident, car on a une médecine classique formidable, de pointe. Je pense qu'on a besoin de cette médecine classique pour prendre le relais au moment où on est dans une maladie qui est grave, et en même temps je pense que chaque être humain a en lui-même les ressources pour participer activement à sa guérison. Il faut d'abord y croire, nommer ce qui doit être changé, puis montrer du courage et de la sincérité envers soi-même. Alors se vit un grand ménage intérieur. J'ai vécu ma guérison comme une transformation profonde de l'être. Je pense que c'est une évolution en accéléré, une évolution de la conscience de la personne. »

Johanne Robitaille Manouvrier[1]

L'éveil de la conscience est un véritable déclic qui se produit tout juste avant la guérison de ces cas « inexpliqués ». Le cancer devient alors l'objet d'une interprétation différente. Au lieu d'être un fardeau s'ajoutant aux souffrances accumulées de l'existence, il se transforme en un élément porteur d'un message. C'est une occasion de métamorphose, une sorte de libération qui permet aux patients d'effectuer un ménage complet de leur vie. Ce qui s'ensuit est une reconnexion totale avec une partie intime d'eux-mêmes, enterrée depuis bien longtemps. Cette moitié oubliée contient un réservoir intarissable d'amour, de santé et de joie de vivre. Ces gens se reconnectent donc avec ce qu'ils nomment le « pouvoir de guérison naturel », qui leur permet de vaincre le cancer.

> « L'effet le plus important du cancer fut de briser un mur à l'intérieur de moi. Auparavant, je me définissais uniquement par les mots "gagnant" ou "perdant", mais je n'ai plus cette vanité depuis. [...] J'étais tout le temps extrêmement préoccupé par mon apparence. [...] Depuis le cancer, je ne me préoccupe plus de l'opinion des autres envers moi. »
>
> LANCE ARMSTRONG[2]

> « Depuis le cancer, je suis plus conscient, je suis plus en contact avec ce que je suis, ce que je ressens, ce que je perçois. Je suis plus conscient des filtres perceptuels que j'ai. Je m'aime davantage. Je n'ai qu'une mission sur la Terre, c'est d'être heureux. Maintenant, j'ai moins peur. J'ai moins peur d'être rejeté et j'ai moins peur d'être critiqué. Je m'accepte davantage. J'ai réalisé que les décisions que chacun prend sont toujours bonnes et vraies. On ne fait pas d'erreurs. »
>
> MICHEL LEMEILLEUR

La conscience de ces malades les a menés à la poursuite de solutions dans des territoires inconnus, inexplorés par les anciennes perspectives, et ils ont trouvé des réponses à leurs questions. Leurs témoignages sont unanimes : une guérison est un cheminement. La transformation qui en découle libère l'individu de la prison qui le retenait. Ce qui s'envole de cette prison est l'essence même de l'intégrité, de la paix et de l'amour. Ces rescapés possèdent la capacité extraordinaire de reconnaître leurs besoins et d'exprimer leurs émotions. L'éveil libère l'individu de la souffrance et lance instantanément le programme de la guérison. La reprogrammation s'administre subséquemment toute seule. Ce savoir n'est pas une compréhension, mais une sensation, un rappel à soi. Ce n'est pas un concept qui s'explique par des mots simples ou qui se raisonne, mais il s'expérimente et se vit. Il ne se voit pas, mais se visualise. Les témoignages de ces miraculés confirment que les recherches scientifiques récentes sont exactes : le mental a une influence importante et sous-estimée dans l'apparition et la cure du cancer. Il peut modifier notre système défensif et même l'ADN de nos cellules. Ces constatations nous amènent aussi à reconnaître que les mécanismes qui sont les sources de toutes les guérisons sont véritables et étudiables. Ils sont, avec la pratique, applicables et reproductibles. Il s'agit de l'outil suprême qui ne gagne qu'à être connu, soit l'unique nature de la vie qui perce son écorce, notre ego. C'est le retour à la voie naturelle de la vie par l'élévation de la conscience. C'est la pierre sculptée qui devient précieuse.

C'est bien connu : mieux vaut prévenir que guérir. Lorsque l'éveil est appliqué quotidiennement, il permet de s'armer d'un pouvoir naturel de prévention du cancer. Tout comme l'aspirine contre l'AVC, l'éveil devient préventif à faibles doses journalières. Nous pouvons aussi, par l'intermédiaire de notre conscience, induire ce pouvoir naturel et améliorer l'ensemble de notre être, y compris notre système immunitaire et nos cellules. Les anciens dogmes selon lesquels nos gènes contiendraient des instructions indéniables gouvernant notre corps font maintenant partie du passé. Nous ne sommes plus des instruments. Nous sommes désormais des instrumentistes.

LES TROIS COMPOSANTES DE LA SANTÉ

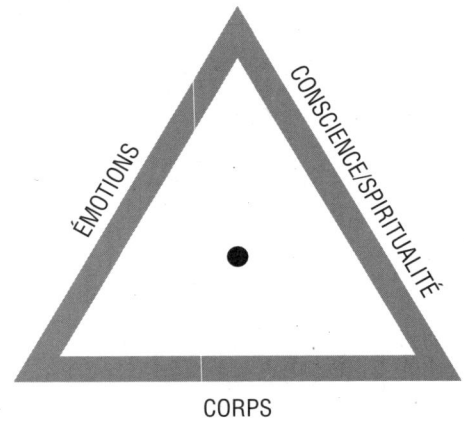

Les trois côtés du triangle illustrent chaque aspect différent de notre santé, soit le côté physique (corps), émotif (émotions) et spirituel (conscience). L'équilibre au centre est atteint lorsque les trois aspects sont balancés également.

Une grande partie de notre corps est immatérielle. Notre corps est donc à la fois tangible et intangible. Il est insensé de pouvoir subvenir à ses besoins en ne prenant soin que du physique par de la matière. La santé dépend à la fois de soins physiques, émotifs et spirituels, tous reliés par des mécanismes psycho-biochimiques. Aucune de ces composantes n'est donc isolée dans le corps. Votre santé dépend de l'articulation et de la symbiose des trois, car vous êtes à la fois des êtres physiques, émotifs et spirituels. Lorsque les trois parties sont bien équilibrées, vous êtes des êtres bien centrés et votre santé est au mieux. À la suite de leur périple, les miraculés deviennent des professionnels de l'association corps/esprit et comprennent que les pensées, les croyances et les émotions affectent directement tout le corps. Le chapitre 8 contient des conseils pour atteindre une bonne santé ÉMOTIVE ; le chapitre 9, pour obtenir une bonne santé SPIRITUELLE ; et le chapitre 10, pour obtenir une bonne santé PHYSIQUE.

Certaines personnes, trop habituées à juger le monde avec leurs yeux, ont de la difficulté à comprendre ou à discerner les côtés émotif et spirituel, ces sphères intangibles. Le côté émotif se rapporte aux émotions, ces messages intérieurs qui nous indiquent les actions à entreprendre pour satisfaire nos besoins (voir chapitre 3). Le côté spirituel, quant à lui, est représenté par notre moi supérieur, ou tout simplement par la conscience. C'est ce qui nous permet de connecter les dimensions émotive et physique, et de comprendre cette triade qui nous forme. C'est aussi la dimension qui nous permet de nous élever pour avoir une perspective sur les différentes situations et émotions de la vie. Elle nous permet de prendre une distance et d'évaluer si l'émotion que nous ressentons par rapport à telle situation est objective (véritable) ou si elle est tout simplement subjective – c'est-à-dire une émotion que nous *pensons* véritable. Cette perspective nous permet de voir si nous avons pris personnellement une situation qui ne nous concernait pas vraiment, ou si notre interprétation des événements est erronée. La conscience dégage l'espace nécessaire pour mieux interpréter les situations. Elle permet de sortir de l'ego et de rééquilibrer la dualité en nous.

MODE D'EMPLOI

Pour être en santé, la plupart des gens misent sur la dimension physique et ignorent les dimensions émotives et spirituelles. Ils se concentrent donc sur la FORME de la santé. Leur santé sera comme leur mise : elle aura une belle forme, mais peu de contenu. Ils se sentiront par conséquent décentrés. On peut appliquer toutes les recettes de santé du monde, mais, tant qu'on ne se SENT pas en santé, on ne l'est tout simplement pas. On nous apprend à parler, à écrire et à manger avec une fourchette, mais on ne nous apprend pas à nous SENTIR en santé. Or, se sentir en santé est plus important que de « faire des choses santé ».

Ceux qui pensent que nous ne vivons que dans un monde physique miseront aussi sur les traitements physiques. Or, les substances sécrétées naturellement par le corps ont une composition chimique similaire aux substances pharmacologiques. Par contre, elles sont gratuites. Pas besoin d'avaler une pièce de 25 cents pour stimuler la sécrétion d'endorphines (les hormones naturelles du bonheur). De plus, elles n'ont aucun effet secondaire, car leurs doses sont bien assimilées par les organes. Elles donnent sans aucune attente… C'est de l'amour pur ! Vous pouvez les commander à votre guise en gérant votre conscience. C'est une activité beaucoup plus évoluée que la prise de médicaments, car elle requiert une connaissance et une reconnaissance de soi, et ce, à chaque moment de l'existence. La récompense, elle, est immense et de loin supérieure.

Comment se sentir en santé ? Vous rappelez-vous quand vous avez appris à monter à bicyclette pour la première fois ? Vous avez commencé avec deux petites roues d'appoint à l'arrière, puis, en gagnant de la vitesse, vous avez appris que vous deviez vous maintenir au-dessus de votre centre de gravité pour rouler droit. Ensuite, vous avez acquis les réflexes nécessaires pour assurer en permanence la stabilité de l'engin. C'est la même chose pour la santé. Il y a un centre où l'on se sent en apesanteur et où l'on flotte. Ce centre est atteint lorsque les trois côtés du triangle sont égaux. Quand un des côtés est négligé, on devient déséquilibré (voir illustrations ci-après). Or, la tendance vers l'équilibre est NATURELLE. Vous devez donc travailler sur ce qui entrave le retour normal à cette harmonie.

L'équilibre est au centre du triangle :

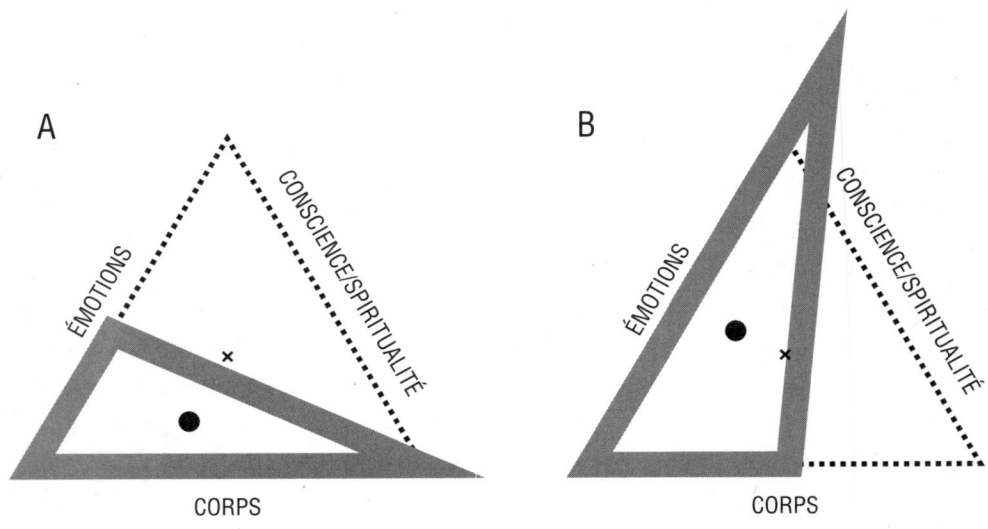

(A) Équilibre de la santé chez quelqu'un qui cultive principalement le physique. Point d'équilibre déplacé en bas à gauche. (B) Autre exemple de déséquilibre de la santé.

Une personne bien équilibrée n'essaie pas d'être *en santé*. Elle n'y pense même pas. Elle ne pense qu'à son équilibre. Tenter d'être absolument en santé demande beaucoup d'efforts et c'est souvent une entrave limitant l'accès à l'état optimal d'équilibre. Le but est de devenir conscient de la partie de nous-mêmes, que nous négligeons le plus et de lui prêter attention pour atteindre l'équilibre.

La santé n'est pas une recette qu'on peut copier et appliquer. C'est quelque chose de personnel. Expérimentez, trouvez votre centre. Vous avez tout à gagner. Quand vous le découvrirez, vous le saurez immédiatement. Vous ressentirez une paix intérieure, sans tracas ni vacarme mental. BINGO ! Vous pourrez alors voguer en apesanteur sur la route de la vie. Et ce n'est pas uniquement votre santé qui en récoltera les fruits, mais également toutes les autres sphères de votre existence. Une fois que vous aurez trouvé ce point d'équilibre, vous ne voudrez plus le quitter. De toute façon, tout se fera sans aucun effort, comme lorsque vous avez compris comment conduire votre bicyclette.

Votre centre est différent de celui des autres (même de celui de votre jumeau) et pourrait aussi changer avec le temps. S'il se déplaçait, vous n'auriez qu'à le suivre, comme sur une planche de surf. Si un jour vous pensez l'avoir perdu, n'ayez aucune crainte : la prochaine vague repassera dans quelques secondes. Il faut juste la sentir et se laisser emporter.

La première étape est déjà franchie. Vous êtes là, en train d'essayer de comprendre le triangle et de décider par où commencer. En d'autres termes, en prenant cette distance, vous devenez CONSCIENT de vos besoins. Vous pouvez identifier les domaines que vous avez négligés dans votre vie. Ce manque crée un déséquilibre qui nuit à l'épanouissement et à la santé. Par contre, personne d'autre que vous-même ne pourra vous renseigner sur la marche à suivre. Le docteur, c'est vous. Personne ne connaît davantage vos besoins. Personne ne vit en vous à part vous-même. Aucune machine non plus ne peut vous dire si vous devez dormir ou si vous avez besoin d'écouter une émotion qui veut se manifester. Ce sont les trois côtés du triangle qui vous informent de leurs besoins : votre corps, votre conscience et vos émotions. C'est vous qui le savez, et vous le savez déjà.

Dans les prochains chapitres, je vous donnerai plusieurs conseils et méthodes pour chacune des sphères. Vous n'êtes pas obligé de les appliquer tous. Concentrez-vous sur un seul côté du triangle à la fois, soit le plus négligé. Quelle sphère avez-vous le plus délaissée dans votre vie ? Quelle partie de vous souffre davantage d'un manque d'amour ? La partie spirituelle ? Émotionnelle ? Physique ? Posez-vous quelques questions. Avez-vous laissé certains aliments nocifs pénétrer votre corps de manière excessive, durant votre vie ? Avez-vous négligé votre sommeil ? Avez-vous gardé plusieurs émotions négatives en vous de manière prolongée ? Prenez-vous les événements de la vie de manière trop personnelle ? Avez-vous des périodes de désespoir ? Négligez-vous votre environnement ? Trouvez une méthode qui vous plaît. Commencez par celle-ci et appliquez-la régulièrement pendant six semaines. Elle fera alors partie de vos habitudes. Lorsque vous constaterez les bénéfices de ce travail sur vous, vous voudrez assurément poursuivre votre cheminement. Vous pourrez alors décider d'entamer le même travail sur un autre côté du triangle, sans négliger le premier. Et ainsi de suite, jusqu'à ce que vous trouviez finalement votre équilibre.

Même s'ils ont été divisés d'une certaine manière, certains conseils et activités d'une sphère influent aussi sur les autres sphères. Encore une fois, rien n'est isolé et tout est interrelié. Par exemple, bien dormir influe simultanément sur les côtés émotif et physique. Bref, il est illusoire de tracer des démarcations claires, car notre corps est multidimensionnel. Ce n'est qu'en s'amusant à expérimenter qu'on retrouve la sensation de bien-être et qu'on atteint lentement les eaux calmes de la vie.

En résumé

L'étape la plus importante est franchie. Maintenant, il faut jouer et se divertir !

La santé globale est un état où la santé émotive, la santé spirituelle et la santé physique sont en harmonie. Il n'y a pas de recette miracle. Beaucoup de gens peuvent paraître en santé, alors qu'ils ne le sentent pas intérieurement. Il importe pour chaque personne de comprendre ces différentes composantes et de les appliquer individuellement, dans le but de se sentir en santé. Pour ce faire, il n'y a pas de voie prédéterminée. Suivez la voie de votre cœur, car il a toujours raison ; et prenez tout votre temps, car la vie est un voyage et non une destination.

Les trois prochains chapitres contiennent des méthodes et des conseils qui vous aideront à retrouver cet équilibre parfait, ce sentiment d'apesanteur. Faciles et agréables à appliquer, vous pouvez les intégrer librement à votre emploi du temps. La plupart sont gratuits et peuvent se pratiquer n'importe où. En les appliquant, la volonté de continuer vient d'elle-même, car les effets positifs sur l'humeur se manifestent très rapidement. Quand on rayonne, on attire les belles choses de la vie. De plus, ces techniques complètent très bien les thérapies traditionnelles, car elles potentialisent leurs effets en mobilisant les défenses naturelles du corps.

PRÉVENTION MÉDICALE

Ce guide complète les connaissances médicales actuelles, mais ne les remplace pas. Nous ne sommes pas des salamandres et TOUS les conseils médicaux actuels de dépistage, ainsi que les traitements reconnus, doivent être intégralement respectés. En revanche, couplés aux conseils de ce livre, ils permettent de prévenir ou de traiter la maladie d'une manière plus efficace en maximisant les potentialités de la santé. L'union fait la force.

En ce qui concerne le sport, le massage et le yoga, vérifiez auprès d'un professionnel de la santé si les postures sont compatibles avec votre condition physique.

Mis à part les conseils donnés dans les pages qui suivent, il existe beaucoup d'autres méthodes psychiques ou alternatives qui ne pourront pas toutes être expliquées dans ce livre.

Chapitre 8

LA SANTÉ ÉMOTIONNELLE

Selon l'Association médicale américaine, 75 % des problèmes de santé sont causés par nos émotions, et le « stress » serait l'ennemi numéro un de la santé aux États-Unis[1]. Bonne nouvelle : il existe plusieurs moyens pour résoudre cette dysfonction. Autre bonne nouvelle : ces moyens n'ont aucun effet secondaire. On peut bien traiter une infection spécifique à l'aide d'un antibiotique spécifique, mais il est illusoire de traiter l'anxiété avec des médicaments génériques aux doses standardisées, car les origines de l'anxiété varient selon les individus. Ces moyens non médicamenteux sont donc des moyens distincts que chaque personne peut prendre pour solutionner les problèmes à leur base. Cela dit, certains requièrent une bonne introspection.

Nous récoltons dans ce monde ce que nous y projetons. Le phénomène physique de **résonance** explique cette loi de l'attraction. Ce phénomène est aussi le moyen par lequel nos émotions opèrent[2-3]. La compréhension de ce phénomène ouvre la porte à des dimensions extra-physiques. Qu'est-ce que la résonance ? Voici deux exemples pour l'illustrer :

1. Deux guitares placées dans la même pièce communiquent instantanément par résonance. Lorsqu'une corde est pincée sur une guitare, l'autre émet la même note ! Autrement dit, la seconde guitare vibre aussi, instantanément, à la même fréquence, sans même qu'on la touche. C'est le phénomène de résonance en pleine action qui communique des vibrations et « entraîne » la seconde guitare sans aucun contact physique.
2. La résonance est aussi utilisée pour cartographier le corps. L'appareil de résonance magnétique fait vibrer nos atomes d'hydrogène, ce qui dégage de l'énergie. Cette énergie est, en fait, de l'information qui est captée, reconstruite en images et projetée de manière holographique[3]. Grâce à ce procédé, nous pouvons « voir » ce qui se passe sous notre peau.

En ce qui a trait à nos émotions, nous expérimentons le phénomène de résonance quand nous éprouvons de l'empathie pour quelqu'un. Bien que plusieurs définitions de l'empathie existent, ce n'est pas une émotion primaire, mais la capacité de ressentir l'émotion d'une autre personne, en s'accordant sur sa fréquence. Nous sommes comme des guitares ! L'empathie ne requiert pas d'effort, c'est quelque chose qui se produit automatiquement en présence d'un contenu émotif externe. L'empathie nous aide à prendre soin les uns des autres. C'est le moyen par lequel les chiens et les chevaux peuvent ressentir nos émotions et nous réconforter lorsqu'on est triste[4]. Ils ressentent notre émotion instantanément, même quand on est distant. Le phénomène de résonance explique peut-être l'expression populaire « ne pas pouvoir sentir quelqu'un ». Cela arrive en raison du statut psychologique négatif de la personne rencontrée. Les émotions désagréables de l'autre font vibrer en nous les mêmes cordes. Elles nous sont donc communiquées et nous les ressentons de la même manière, ce qui nous pousse à fuir ces personnes. Nous devenons le miroir de leurs émotions. Tout comme les vibrations reconstruites de la résonance magnétique, nos émotions sont aussi de l'information qui vibre et qui se transmet, ce qui explique l'autre expression populaire : dégager une « mauvaise » ou une « bonne » énergie. Lors d'une étude menée avec des appareils de résonance magnétique, le Dr Nicolas Danziger, neurologue, a démontré comment les émotions se transmettent par sympathie et activent les différentes zones cérébrales[2]. Le Dr Dean Radin, ingénieur et psychologue, a démontré grâce à l'électrogastrogramme (un appareil similaire à l'électrocardiogramme, mais placé au niveau de l'abdomen) que nous ressentons les émotions des autres par résonance, même au niveau viscéral, et qu'elles sont aussi communiquées à distance, quand ces individus sont isolés dans des chambres lointaines[5-6]. La résonance est donc un moyen de communication INSTANTANÉ qui transcende le temps et l'espace. Pour la résonance, il n'y a que le moment présent.

De la même manière, la résonance nous permet de retrouver d'anciens souvenirs. Un événement dans le présent a une certaine vibration émotionnelle. Cet événement peut déclencher un souvenir lointain au contenu émotif similaire. Par exemple, on peut retrouver instantanément le souvenir d'un événement de notre enfance grâce à une odeur longtemps oubliée. En repassant dans une certaine rue, on peut avoir des souvenirs d'un ancien ami, d'anciens événements ou situations, drôles ou douloureux. La résonance est donc un moyen ultra-efficace utilisé par le corps pour communiquer et transférer les émotions ainsi que les souvenirs qui y sont rattachés. Nos gènes résonnent aussi ! Les fréquences environnantes peuvent faire vibrer l'ADN de nos cellules et, d'un point de vue épigénétique, modifier leur comportement[7-11]. La résonance est un phénomène par lequel le monde influe sur nous et dont on peut se servir pour influer sur le monde. Les prochaines sections étalent plusieurs moyens pour améliorer la santé émotive et pour rejoindre les vibrations positives de la vie.

LES ARTS CRÉATIFS

L'homme de science calcule ce qu'il *voit* et ce qu'il *compte*.

L'artiste incarne ce qu'il *imagine* et interprète ce qu'il *ressent*.

Pas besoin d'être un génie pour créer. Les enfants le font avec très peu de matériel. Je regarde tous ces bébés danser, alors qu'ils ne peuvent même pas marcher. Je les vois courir, les yeux étincelants, vers les musiciens en essayant d'imiter chacun des gestes qui font vibrer en eux l'essence même du bonheur. La musique et les arts créatifs sont, en effet, le langage universel et intemporel de l'âme. C'est une manière directe de joindre la subtilité de la vie.

La créativité n'existe pas avec la raison. La spontanéité n'existe pas avec l'analyse. Pour s'exprimer en musique, on oublie le temps, les fonctions, l'ego, et on ne pense qu'au moment présent[13]. Il faut taire les voix intérieures qui manifestent nos peurs ou nos attentes et écouter la voix de l'intuition, celle qui nous guide vers l'expression de l'âme. C'est elle qui sait tout simplement quoi faire. Elle nous transforme et nous amène vers une dimension imaginaire où l'on rejoint l'univers et où on lui parle par l'intermédiaire de l'âme. C'est pour cette raison que la musique est intégrée à de si nombreuses cérémonies religieuses.

La musique fait vibrer en nous des cordes émotionnelles et nous sort de l'esprit cartésien. Elle nous permet de retrouver notre nature véritable. Nous sommes souvent attirés par la musique qui résonne le mieux avec nos états d'âme. Par contre, nous pouvons aussi utiliser la musique pour influencer nos états d'âme et les modifier.

Dis-moi ce que tu écoutes et je te dirai qui tu es.

Nous captons les fréquences qui nous entourent et ces dernières influencent notre humeur. Certaines chansons nous donnent envie de nous tirer une balle dans la tête et d'autres, comme *Billy Jean* de Michael Jackson, nous soulèvent et nous font danser. Étant une onde, la musique ne fait pas uniquement vibrer nos oreilles. La musique influence notre biologie, de même que la croissance des plantes et d'autres organismes vivants, même si ces derniers ne comprennent pas le sens des paroles[14] !

L'onde acoustique fait partie de notre environnement et tout ce qui est environnement, en fin de compte, influe sur notre santé. Imaginez-vous l'impact que les bruits de fond ont sur nos vies ! Les cellules et les molécules qui nous constituent vibrent aussi selon l'humeur et l'énergie des chansons[14]. La musique est un facteur épigénétique, car les ondes musicales induisent des changements des gènes par la résonance[9-12]. La musique peut améliorer le système immunitaire, y compris les cellules NK anticancéreuses, de sorte qu'elle est de plus en plus intégrée dans les milieux de travail soucieux de la santé de leurs employés[9, 11-12]. Choisissez donc votre station de radio en conséquence, et que la musique vous fasse vibrer positivement.

L'art est aussi maintenant une thérapie intégrée de manière impressionnante dans les centres oncologiques, car elle s'est montrée efficace pour favoriser non seulement le bien-être psychologique des patients, mais aussi leur bien-être physique[15-24]. Les séances de musicothérapie, de peinture ou d'écriture améliorent le bien-être et diminuent les douleurs et l'anxiété.

SOURIRE ET RIRE

Nous pensons trop et ne ressentons pas assez.
Rien n'est permanent dans ce monde, même pas nos problèmes.
Une journée sans rire est une journée perdue.

CHARLIE CHAPLIN

Souriez, surtout quand vous n'en avez pas envie. Certains travaux de recherche démontrent que se forcer à sourire améliore la sensation de bien-être et les rythmes biologiques[25]. La vie est trop courte pour qu'on la prenne tant au sérieux. Un sourire, c'est encore plus contagieux qu'un microbe, car il se transmet instantanément grâce à la résonance ! Aucune période d'incubation n'est nécessaire. Et ça fait du bien. Les séries humoristiques connaissent bien la contagion du rire et utilisent souvent des rires préenregistrés. Il ne faut pas grand-chose pour que tout le monde rie sur Terre. Il suffit qu'une poignée de gens, dispersés sur la planète, l'initient, et le tour est joué! Le rire s'est déjà répandu. Parfois, nous sommes tellement absorbés dans nos tâches, nos principes et nos échéances que nous oublions de prendre le temps de sourire et de nous demander: «Qu'est-ce que cela va changer dans dix ans?» L'effet de la bonne humeur est instantané sur le corps et se rend par tous les réseaux jusqu'à chaque cellule. Plusieurs études ont démontré que le rire est un excellent moyen de renforcer les cellules immunitaires qui combattent le cancer[26-27]. Une de mes priorités est donc de pousser mes patients à sortir de l'inconfort grâce au rire. Je n'ai toujours pas l'habileté de Patch Adams, mais je l'aurai un jour, je le sens. Ce dernier a toujours été convaincu de l'existence d'une connexion entre l'environnement, le bien-être et la santé. Il a fondé l'institut Gesundheit et planifie la construction d'un immense hôpital public, en Virginie, dont le but sera l'intégration des soins médicaux traditionnels aux soins alternatifs. L'organisation développera aussi tout un système éducatif destiné aux étudiants en médecine, pour leur enseigner cette vision plus globale de la santé[28]. Adams encourage les étudiants à développer des connexions empathiques avec leurs patients en utilisant le rire et le jeu, éléments qu'il juge essentiels pour la santé.

L'humanité se prend bien trop au sérieux.
C'est le péché originel du monde.
Si les hommes des cavernes avaient su rire,
l'histoire aurait été bien différente.

OSCAR WILDE

LES INTERACTIONS PERSONNELLES

Nous avons chacun un cerveau distinct, mais cette unicité se perd très vite au contact des autres. Les études montrent que deux personnes qui communiquent ensemble, même de manière non verbale, vont rapidement synchroniser leurs activités cérébrales. C'est comme si leurs cerveaux s'unissaient et perdaient leur caractère distinctif[29-30]. Cette interdépendance est aussi illustrée par de nouvelles découvertes excitantes dans le domaine des neurones-miroirs. Ces neurones, présents chez tout le monde, servent à intégrer l'information qui vient de l'extérieur. Ils fonctionnent un peu comme des réflecteurs et s'activent conformément à ce que la personne perçoit dans son environnement, et ce, inconsciemment[29]. Nous pouvons être parfois de vrais singes, « copiant » les gens autour de nous, sans même nous en rendre compte. C'est peut-être pourquoi certaines personnes changent leur accent en présence de locuteurs étrangers. C'est probablement aussi pourquoi les bâillements sont si contagieux. Ce n'est donc pas uniquement les émotions, mais aussi les actions qui se transfèrent aux autres, par l'intermédiaire du phénomène de résonance[31-32].

Le cercle proche

Nous sommes, de prime abord, des êtres sociaux. Nous avons besoin d'être entourés par des gens que nous aimons et qui nous apprécient. Les meilleurs amis sont ceux avec qui on peut être soi-même, sans devoir jouer un rôle. Malheureusement, les personnes qui gardent leurs vraies amitiés très longtemps sont plutôt rares. Beaucoup d'adultes ayant atteint le « succès », tel que l'entend la société actuelle (des directeurs d'entreprise, de brillants médecins et avocats, etc.), disent leur vie ennuyeuse et se sentent chagrinés en pensant aux anciens amis oubliés[33]. Parfois, ce n'est qu'après un divorce que certains réalisent à quel point ils ont négligé de préserver leur réseau. Plusieurs études montrent que l'isolement social affaiblit le système immunitaire et modifie l'expression des gènes. Il peut conduire à la dépression et serait aussi impliqué dans le cancer[34-37].

Tout comme pour une relation intime, il est préférable d'appliquer des efforts pour garder ses amis proches. C'est maintenant beaucoup plus facile avec les outils qu'offre Internet. Par contre, il est aussi nécessaire d'avoir certains moments de solitude pour se retrouver. Quand on est toujours entouré de gens ou qu'on se préoccupe trop de la vie des autres, on peut avoir plus de difficulté à subvenir à ses besoins propres. C'est une question d'équilibre, après tout. De plus, le fruit de ces interactions est important à considérer, car certaines personnes de notre entourage contribuent à notre épanouissement, alors que d'autres ralentissent notre évolution personnelle. Les études comportementales nous apprennent que les gens qui nous entourent ont, à la longue, une grande influence sur nous. L'environnement social influence le mental et même les gènes[34-37]. Lors de l'éveil de la conscience, notre vision peut changer et nous pousser à reconsidérer la qualité de certaines relations. Aimer, c'est respecter l'espace de l'autre et ses choix.

C'est aussi s'octroyer son propre espace et sa propre liberté. Or, certaines personnes pénètrent notre espace et se plaignent, critiquent ou jouent le rôle de la victime. Elles nous forcent toujours à écouter leurs « mauvaises » histoires. Il ne faut pas développer une relation d'écoute avec elles, car cela ne ferait que les confiner dans le même cercle vicieux. En revanche, on peut leur demander simplement : « Et que comptes-tu faire avec ce problème, maintenant ? » Ou : « Comment penses-tu le régler ? » Cela permet de les ramener au moment présent.

Au travail
Le sentiment que l'on ressent d'être « débordé » est un facteur de stress qui provient souvent de l'incapacité de dire non aux demandes d'autrui. Personne ne connaît vos besoins autant que vous, de la même manière que vous ne pouvez pas deviner non plus les besoins des autres. Exprimez-les tout en demeurant attentif à ceux des gens de votre environnement professionnel.

Les conflits au travail surviennent lorsque nous devenons défensifs, lorsque nous avons peur de « perdre la face » ou lorsque nous sommes trop attachés au respect « qu'on nous doit ». Or, les autres ont aussi des buts personnels à atteindre sur le plan professionnel, ce qui peut engendrer des conflits. Une bonne manière de favoriser la paix au travail est d'aider les autres à atteindre leurs buts, tout en demeurant concentrés sur les siens.

COMPRENDRE LES ÉMOTIONS (retour au chapitre 3)

« Le cancer m'a fait grandir. J'ai réalisé que j'aimais la vie. Maintenant, si j'ai une émotion négative, j'essaie de la comprendre pour l'éliminer au plus vite. Je considère que je mérite du bien. Les gens autour de moi savent très bien maintenant que je ne passerai plus par-dessus quelque chose qui me déplaît. Je vais le dire tout de suite. Je vais me le dire, ne serait-ce qu'à moi, mais je vais l'extirper avec un son. Je ne vais pas le garder en moi. »

MIREILLE HUGUENIN

Tous les jours, nous sommes bombardés d'émotions. Notre corps nous envoie des sensations physiques (faim, soif, douleur, etc.) pour nous informer de ses besoins physiques, mais aussi des signaux émotifs, afin de nous prévenir de ses besoins mentaux. Certains sont véritables. Avec un peu de recul, nous nous rendons compte que d'autres sont des produits de notre ego. D'autres encore appartiennent aux gens de notre entourage et nous sont transmis par résonance.

Les émotions ne sont que des signaux et il est très important de les gérer, car elles influencent tous nos comportements et donc... notre futur. La première étape est d'en comprendre l'origine.

L'émotion que je ressens vient-elle de quelqu'un de mon entourage ? Bébé qui pleure ? Personne en détresse ? Si oui, cette émotion ne m'appartient donc pas. Sinon, elle est attribuable à une situation qui me fait éprouver cette émotion.

Avec du recul, est-ce que cette émotion a une raison d'être ? Suis-je trop sensible ? Lorsque j'examine la situation d'un point de vue différent, puis-je l'interpréter d'une autre manière ? Tout comme un hélicoptère qui s'élève dans le ciel, il faut se détacher de la situation et vérifier si notre perception de la réalité est exacte.

Si l'émotion est objectivement véritable, il faut agir[4]. À la longue, quand nous ne l'écoutons pas, nous gardons la peur dans notre organisme, ce qui détruit nos ressources importantes et nous éloigne de la paix et de l'amour, qui sont des réservoirs de santé. Des émotions négatives constantes potentialisent les autres facteurs du cancer, augmentant ainsi le risque. En abordant les émotions à leur base, nous nous débarrassons de l'anxiété et nous retouchons à notre essence même, cette paix qui agit directement sur nos composants physiques.

Le chapitre 3 divise les émotions d'une manière logique et facile à comprendre, mais le monde des émotions est multidimensionnel[38]. Il faut se rappeler que beaucoup d'émotions ressenties sont une combinaison de plusieurs émotions primaires.

LES SEPT COULEURS DE BASE

Stress

L'indication qu'il y a trop de choses à faire, mais pas assez d'aide ou de ressources pour les faire comme il faut.

Solution : Vérifiez si vous avez vraiment trop de choses à faire ou si cela n'est que votre perception de la réalité. Avez-vous bu trop de café ce matin ? Êtes-vous perfectionniste ? Avez-vous besoin de contrôler excessivement votre vie ? Si vous n'arrivez pas à compléter vos tâches à temps, quelles en seraient les conséquences réelles ?

Si votre perception est bonne, apprenez à lâcher prise, à déléguer et à mieux gérer votre temps. Parfois, vous devez simplement dire : « Non, je ne peux pas maintenant. » Finalement, n'hésitez pas à demander de l'aide, quand vous en avez besoin.

Ennui

L'indication d'un besoin de vivre des défis et de nouvelles expériences, de repousser ses limites.

Solution : Manquez-vous de stimulations ? Si oui, vous devez AGIR pour repousser vos limites ou faire des choses nouvelles. Essayez quelque chose que vous avez toujours rêvé de faire, comme apprendre à jouer d'un instrument de musique, utiliser un nouvel ordinateur, danser, cuisiner, faire du *body painting,* cultiver des cactus, vous adonner à la photographie, etc. Faites ce que vous voulez, pourvu que cela vous stimule et que vous vous investissiez dans l'activité.

Colère

La perception qu'une situation est injuste envers soi-même ou envers ceux qu'on aime.

Solution : Vue avec du recul et au moyen d'une meilleure communication, la situation est-elle vraiment injuste ? Y a-t-il moyen de la rendre juste ? Vient-elle d'une mauvaise interprétation ? Votre système de croyances serait-il erroné ? Si vous ne pouvez corriger une situation injuste, pardonnez. La rancune est une colère déguisée qui conserve l'émotion négative dans le corps. À la longue, elle nuit à la personne rancunière et non à l'«ennemi», objet de la rancune. En pardonnant, vous libérez cette pression négative de votre corps.

Culpabilité

La peur qu'un de nos actes puisse causer du mal à une autre personne. La honte est plutôt la peur qu'un acte qui émane de nous nuise à notre image personnelle.

Solution: Sous une autre perspective, ce que vous avez fait est-il vraiment injuste? Si oui, tentez de corriger la situation. Si cela est impossible, assumez vos actes avec maturité. Demandez pardon, sincèrement, à vous-même ou à l'autre personne. Le plus important, c'est d'apprendre sa leçon et de se pardonner par la suite. La vie est trop courte pour cultiver des regrets.

Tristesse

L'indication qu'une perte subie est significative.

Solution: Sous une autre perspective, est-ce que cette perte est vraiment importante? Ou est-ce votre degré d'attachement qui est exagéré? Essayez de remplacer la perte par un autre objet, par un autre poste ou par une autre relation. Si cela est impossible, essayez de combler ce besoin d'une autre façon. Si la tristesse résulte de la perte d'un être très cher, permettez-vous de vivre le deuil. Nous sommes des êtres humains, après tout. Les deuils sont inquiétants quand ils dépassent une année, mais la durée peut varier selon le lien avec la personne perdue et l'expérience individuelle.

Solitude

L'indication d'un besoin de partager du temps avec un être cher.

Solution: Êtes-vous souvent seul? Ou êtes-vous incapable d'être seul, ayant toujours besoin d'être entouré? Si votre solitude est véritable, appelez quelqu'un que vous aimez, invitez des gens à souper, travaillez à temps partiel, faites du bénévolat, joignez-vous à un club où l'on pratique votre activité favorite. Faites n'importe quoi qui vous permettra d'interagir, de socialiser et de vous sentir apprécié des autres.

Inadéquation

Une voix intérieure nous disant que nous ne faisons pas telle chose comme il faut. Des commentaires méchants, des données erronées par rapport à notre identité ou à nos capacités peuvent s'incruster dans notre inconscient. À cause de ces mauvaises informations, nous pouvons finir par croire que nous ne méritons pas d'être aimés.

Solution : Tout d'abord, assurez-vous que vous n'êtes vraiment pas assez bon. Avez-vous besoin d'un changement de perspective ?

L'inadéquation nous empêche aussi de lire les messages de manière objective. Pouvez-vous faire mieux ? Pouvez-vous pratiquer une autre activité qui met davantage vos forces en valeur ? Si vous devez acquérir de nouvelles compétences, faites-le. Autrement, exercez-vous à rejeter les pensées négatives aussitôt que vous en êtes conscient. Amusez-vous avec ça. Il est bon d'apprendre à célébrer les petites victoires de la vie. Comme le disait mère Teresa : « On ne fait pas de grandes choses, mais seulement des petites, avec un immense amour. »

Quand on ne prête pas attention au véritable contenu du message émotif, il revient sans cesse et nuit au corps. Négliger constamment ses émotions mène à un cercle vicieux où règnent la frustration et la dépression. AGIR selon l'émotion ressentie et RÉPONDRE à ce besoin est la seule manière de régler la situation. Ne tombez donc pas dans le piège. N'ayez pas peur de la peur. Affrontez-la car, le plus souvent, elle n'est qu'un produit de l'ego. La peur disparaît quand on l'affronte.

Le contraire de la peur est l'amour. On ne peut chercher l'amour avec la raison. L'amour, quand il est ressenti avec le cœur, se canalise en ses propres branches : l'accomplissement, la joie, l'excitation, l'espoir, la sérénité, la reconnaissance, l'extase, etc. Nous les connaissons tous, car... nous ne les fuyons pas. Écouter ses émotions quotidiennement est une habitude de vie gratifiante, mais qui requiert une bonne connaissance de soi et une connexion avec sa conscience, son noyau interne.

LIMITER LES PENSÉES NÉGATIVES

Nous créons notre univers avec nos pensées. Nos pensées se matérialisent quand nous leur prêtons attention. Nous transmettons nos pensées à chacune de nos cellules par le principe de résonance. Elles affectent notre environnement et tout notre corps, jusqu'à notre ADN. Nous devenons ce que nous pensons, et nous recevons de ce monde ce que nous y projetons. Nous pouvons donc diriger le cours de notre vie, ainsi que sa qualité, en exerçant un meilleur contrôle sur notre conscience et en nous défaisant des idées négatives. Certaines recherches ont montré que les pensées négatives nous poussent à la longue vers la dépression[39]. Les optimistes mènent d'ailleurs une meilleure vie que les pessimistes, qui meurent à un plus jeune âge[29].

Les idées qui surgissent constamment dans notre tête ne sont pas NOS idées, mais DES idées. Le caractère de ces idées (positives ou négatives) est très circonstanciel. Il dépend de nos besoins physiques, de notre environnement, de l'heure de la journée, de nos expériences passées, de nos aptitudes, etc. Quand on a l'estomac vide, la vessie pleine, et qu'on est immobilisé dans un bouchon sur l'autoroute, on a tous des idées négatives. Quand on est entouré de gens qui critiquent tout et se lamentent, quand on regarde des films d'horreur, quand on écoute les mauvaises nouvelles, ON A DES IDÉES NÉGATIVES. Ce ne sont pas les nôtres. Notre antenne les a captées par résonance, c'est tout. Quand on comprend cela, on sourit et on arrête de s'y attarder.

Selon des études récentes, seule l'*idée* qu'on pourrait avoir le cancer serait un autre facteur de risque du cancer, car elle génère de l'anxiété et affaiblit les cellules immunitaires responsables de le combattre[40].

Soyez donc conscient du pouvoir que vos idées négatives peuvent avoir sur vous et questionnez-vous sur leur source !

L'HYPNOSE

Oubliez tous les spectacles d'hypnose que vous avez déjà vus. L'hypnose thérapeutique n'a rien à voir avec cela. Personne ne vous fera faire la poule ni danser autour d'un poteau en chantant *Ave Maria*. En fait, personne ne vous fera faire quoi que ce soit que vous ne désirez pas. L'état de transe de l'hypnose s'apparente plutôt à un état de notre enfance, quand on « partait dans la lune ». L'hypnose sert donc à plonger dans l'univers inconscient qui représente 90 % de notre esprit[41]. Mais l'esprit inconscient n'est pas vraiment inconscient. C'est plutôt nous qui ne sommes pas conscients de son travail incessant.

L'inconscient contrôle beaucoup de nos fonctions automatiques telles que la respiration et la digestion. Pas besoin de commander l'estomac ni les intestins. Ces organes agissent seuls, sans aucun effort mental conscient de notre part! C'est d'ailleurs une chance, car nous n'aurions jamais le temps de faire autre chose que de survivre... Par contre, l'inconscient contient aussi tous nos souvenirs et toutes nos expériences de vie classées comme «bonnes» ou «mauvaises». Cette catégorisation s'effectue selon le résultat et les émotions ressenties au moment où l'événement s'est produit. L'inconscient est donc un vaste lieu d'entreposage de données sur notre vie. Par exemple, on se rend compte qu'un nouvel ordinateur ralentit et devient moins efficace au bout de quelques mois. Ce n'est pas toujours la faute aux virus ou au vendeur! Le disque dur est probablement saturé d'informations. Le meilleur moyen pour le rendre plus efficace est de le vider de ses fichiers inutiles et de le défragmenter. C'est justement ce que l'hypnose nous permet de faire avec notre propre disque dur.

Beaucoup de nos souvenirs ont été mal triés ou ont laissé des cicatrices dans notre mémoire, et nous cherchons inutilement à les éviter. Par exemple, le petit Philippe est allé un jour à l'école avec des pantalons jaunes. Un camarade s'est moqué de lui: «Tu as fait pipi dans tes culottes!» Ce souvenir a été entreposé dans l'inconscient de Philippe avec l'étiquette «mauvais», et Philippe a par la suite cessé de porter des pantalons jaunes. La vérité, c'est qu'il n'y a rien de mal à porter des pantalons jaunes, car la mode est cyclique et liée à la culture. Philippe était trop jeune pour se défendre, c'est tout. Beaucoup d'informations sont ainsi mal classées dans notre inconscient. Certaines sont moins dramatiques, mais ont un impact au quotidien. Elles mènent, à la longue, à une vie déséquilibrée. Nous ne nous apercevons pas non plus qu'elles ont des répercussions physiques, car l'inconscient contrôle beaucoup de nos activités physiologiques automatiques.

Nous voyons cela fréquemment chez les gens souffrant du syndrome de stress post-traumatique. Ces victimes ayant vécu une expérience traumatisante dans le passé revivent cette expérience périodiquement, comme si elle se reproduisait dans le présent. L'événement gravé dans leur mémoire resurgit de temps en temps, accompagné de changements physiologiques identiques à l'expérience initiale. Ce n'est donc pas uniquement le mental qui revit l'expérience, mais le corps au complet, tout comme les vétérans de guerre. J'ai personnellement expérimenté cela. Pendant plusieurs années, durant mon enfance au Liban, nous vivions cachés dans un sous-sol obscur, à l'abri des bombes qui explosaient autour de la maison. Chaque obus qui tombait était perçu comme un signal de la mort, comme si c'était le dernier bruit que nous allions entendre. La peur de la souffrance poussait tout le corps à réagir (palpitations, crampes, sudation, etc.). Pendant plusieurs années, par la suite, je ressentais automatiquement les mêmes manifestations physiques chaque fois que j'entendais un bruit sourd, par exemple les explosions des feux d'artifice. J'ai préféré l'hypnose à l'alcool et je peux aujourd'hui admirer la beauté d'un feu d'artifice. Un « réflexe » était né. Cet exemple illustre bien le pouvoir de l'inconscient sur le physique. Ces changements dans notre corps n'ont plus de raison d'être, mais ont été « associés » par notre inconscient et « gravés ». À la longue, ils entraînent des changements dans nos fonctions automatiques importantes, comme la digestion et la respiration (voir chapitre 9). De la même manière qu'on produit une déclaration de revenus en début d'année, il faut faire, de temps en temps, un ménage complet de notre inconscient et reclasser convenablement toutes ces associations. L'hypnose permet d'ajouter de la conscience dans ce processus inconscient, parce qu'elle est un excellent moyen de plonger dans cet univers et de mettre de l'ordre dans toutes les fausses vérités que nous traînons et qui amplifient l'ego. Durant cette transe agréable, le thérapeute peut faire des suggestions à notre inconscient et nous armer de force, de paix et de détermination.

Notre subconscient a un pouvoir vraiment sous-estimé. L'hypnose nous ancre dans le moment présent, améliore le contrôle de soi et permet de bloquer les idées négatives, modulant ainsi notre humeur et notre champ électromagnétique[45, 46]. Selon une méta-analyse récente, il serait très avantageux d'intégrer l'hypnose aux thérapies médicales[42]. L'hypnose module et allège aussi la douleur. Certains dentistes, radiologistes et chirurgiens l'utilisent même lors de leurs interventions, parfois sans aucune autre anesthésie[43-45]. Elle contribue aussi à diminuer les effets secondaires des traitements[46]. D'autres recherches ont démontré que l'hypnose améliore le système immunitaire et module l'ADN[47-52].

L'hypnose peut se pratiquer de manière individuelle, au travail comme à la maison. L'autohypnose est un excellent moyen de relaxation et de détente, qui améliore la respiration et la performance. Beaucoup de CD d'autohypnose sont disponibles sur le marché. Choisissez la voix enveloppante qui vous fera rêver, et bonne exploration de votre subconscient – la lune incroyable, le lieu des possibilités infinies.

LA LUMIÈRE

Le photon de lumière est à la base un phénomène électromagnétique. Tout ce qui est fait de matière, incluant notre corps, est formé par ces photons hyper organisés. Nous sommes donc un vaste champ électromagnétique. Est-ce vraiment si surprenant de penser que la lumière solaire nous influence ?

Même les couleurs ont une influence directe sur le mental. Les recherches montrent que la couleur des murs d'une salle de classe modifie les résultats aux examens[53] et que l'effet d'un médicament sera différent selon la couleur de sa capsule, même quand on administre la même molécule[54]. Les couleurs, les sons, les images agissent sur nos vies sans qu'on en soit conscient.

Outre la communication quantique par chacun de nos atomes, la nature a aussi organisé notre corps de manière à donner ce rôle à un organe en particulier, la glande pinéale. Située en plein centre du cerveau, reliée au reste du corps par un réseau très riche de vaisseaux sanguins, cette glande existe pour nous connecter au macrocosme. Considérée par le mathématicien René Descartes comme le siège de l'esprit et par les cultures anciennes comme le « troisième œil », cette glande a longtemps été méconnue des scientifiques, mais nous connaissons maintenant ses propriétés. La lumière solaire pénètre le corps principalement par les yeux, et ces derniers sont connectés à la glande pinéale qui réagit constamment à l'ensoleillement et aux champs électromagnétiques environnants. La glande pinéale régule donc notre cycle circadien. C'est notre vraie horloge interne, et elle agit aussi comme un « photon-mètre », c'est-à-dire comme notre détecteur de lumière. Ainsi, nous sommes en communication directe avec la nature et sommes toujours au courant de la longueur des journées et des saisons. Imaginez-vous que nous sommes des téléphones intelligents et que l'univers est l'ordinateur universel. La glande pinéale représente le fil par lequel nous demeurons synchronisés avec l'ordinateur. Cette glande a suscité beaucoup d'intérêt depuis quelques années, depuis qu'on a découvert qu'elle sécrète de la mélatonine, une hormone qui régule le sommeil. Cette hormone est relâchée selon un rythme journalier à la suite de l'exposition lumineuse. Elle est sécrétée en fonction de l'obscurité et atteint donc son maximum la nuit, vers deux ou trois heures. À la base, ce qui régule la production de l'hormone, soit une molécule, est la lumière, soit de l'immatériel.

Dans le règne animal, la glande pinéale suit les instructions de l'environnement et contrôle les fonctions saisonnières de reproduction, d'hibernation et de comportement. Cela conduit le serpent à changer de peau ou les plumes des oiseaux à changer de couleur. Elle donne envie aux ours de dormir tout l'hiver et, le rut venu, de frotter leurs yeux, de prendre un bain et de se trouver une madame ourse avec qui faire des bébés. Bref, elle ordonne toutes ces opérations inconscientes en fonction des conditions climatiques et elle nous influence aussi de manière inconsciente. La glande pinéale est minuscule chez les animaux vivant près de l'équateur, alors qu'elle est immense chez ceux qui vivent près des pôles. Chez quelques espèces, comme l'éléphant de mer, elle atteint 50 % de la taille du cerveau[53]. Chez certains oiseaux, lézards et poissons, elle est située plus haut dans le crâne ; protégée par une membrane, elle capte directement la lumière solaire, comme un troisième œil. Sa structure et son activité s'apparentent d'ailleurs à celles d'un œil[53]. C'est le « cordon ombilical » qui nous relie à l'environnement.

Il y a plus d'un siècle, les êtres humains vivaient le plus souvent à l'extérieur, en contact avec leur environnement, et recevaient tous les jours une dose adéquate de lumière. Nous vivons désormais à l'intérieur et dans la lumière artificielle, depuis l'élaboration de l'ampoule électrique en 1879, ce qui a modifié nos habitudes de vie. Nous sommes donc moins exposés qu'autrefois à la lumière solaire. Comme la lumière artificielle ne comporte qu'un spectre réduit de la lumière, nous sommes privés d'une source vitale importante.

Une condition médicale a récemment été reconnue sous le nom de dépression saisonnière. Elle se caractérise par des symptômes dépressifs en lien avec le manque de lumière. La condition apparaît donc en automne, empire l'hiver, quand les journées sont le plus courtes, et elle disparaît au printemps. Des études menées auprès de personnes souffrant de dépression saisonnière ont montré que l'utilisation de lumière à spectre complet, semblable à celle du soleil, est le traitement de choix[53-55]. Les individus exposés au spectre complet voient une amélioration de leurs symptômes dépressifs et redeviennent complètement fonctionnels. Cette étude a donc clairement démontré *l'effet direct du soleil sur nos émotions*. Au chapitre 10, nous discuterons de l'exposition modérée au soleil qui, contrairement à la croyance populaire, est aussi BÉNÉFIQUE et aide à contrer le cancer.

En bref, on ne peut pas se passer de soleil. Notre bien-être et notre santé dépendent de lui. Sortez le plus souvent possible ! Si le soleil est trop fort, vous pouvez vous abriter sous un parasol ou d'une autre manière. Si possible, changez les lumières artificielles (surtout les fluorescentes) pour des lumières à spectre lumineux complet. Exposez-vous à la lumière du jour et essayez de rester synchronisé avec les journées. Si vous pouvez aller dehors durant vos pauses, faites-le. Si vous êtes souvent dans l'obscurité, enlevez vos lunettes de soleil quand vous sortez! Vos yeux vous permettent de voir, bien sûr, mais ils sont aussi une voie importante par laquelle vous pouvez vous synchroniser avec l'environnement.

Lectures suggérées
Light : Medicine of the Future, de Jacob Liberman[53].
www.stress.org[1]
www.patchadams.org[28]

Chapitre 9

LA SANTÉ SPIRITUELLE

Il y a quelques années, j'avais l'habitude de cligner des yeux à deux reprises lorsque j'entendais le mot « spirituel ». Je ne me voyais surtout pas vendre mes vêtements, me raser la tête et me joindre à une secte afin d'y vénérer un dieu dont je n'étais même pas capable de prononcer le nom. J'associais également ce mot au « jugement dernier » et à l'exploitation de pauvres gens crédules. Ma perception s'est maintenant rectifiée. La spiritualité, c'est la relation de l'individu avec lui-même, avec sa famille, ses amis, son milieu, la planète et l'univers. Ce n'est pas un devoir, mais une philosophie personnelle de vie. La conscience, c'est la croissance mentale qui se poursuit à la fin de la croissance physique. Ce que, *moi*, comme individu, je perçois, expérimente, pense ou ressens n'est, au final, même pas moi-même. Qui suis-je ? Je suis l'observateur, la lumière de la conscience qui est à l'origine de tout. Je suis celui qui est détaché de « ses » idées et qui garde un œil critique sur ses pensées. Je suis l'univers sans être en son centre.

La spiritualité est le message original des religions. Malheureusement, ces messages se sont déformés avec le temps. Beaucoup de religions sont des institutions encombrées de règles et de dogmes qui ont par le passé utilisé les messages spirituels à de mauvaises fins, par avidité ou par soif de pouvoir. La spiritualité est le contraire du dogmatisme. Elle constitue donc une vue plus *élargie* de l'existence, *sans opinions préconçues*. La spiritualité nous amène à comprendre qu'il y a plusieurs vérités sur cette Terre. C'est une « ouverture de l'esprit » qui nous aide à nous départir de nos principes désuets pour que nous puissions nous adapter constamment à l'évolution de la vie. La « religion » implique un sens d'appartenance à une identité particulière. La spiritualité n'implique aucun sens d'appartenance, à part au fait d'être vivant et de vouloir aimer, s'aimer et s'accomplir.

Des phénomènes de réalisation spirituelle (illumination) surviennent occasionnellement durant notre vie, lorsque nous nous sentons « connectés à une force supérieure » ou lorsque nous ressentons une paix intérieure extraordinaire. Par contre, la meilleure manière de développer la conscience n'est pas d'attendre ces moments-là ; c'est plutôt de la cultiver. La membrane de l'ego se déchire, comme une coquille d'œuf, libérant ainsi l'énergie accordée inutilement aux pensées négatives. On peut entraîner la spiritualité, comme s'il s'agissait d'un muscle. L'ingrédient essentiel à sa croissance est la discipline.

La santé spirituelle est maintenant prise en charge par un nombre croissant de centres oncologiques, où l'on considère l'être sous toutes ses facettes. C'est même une des recommandations de l'Organisation mondiale de la Santé[1-8].

CROIRE

Vos Croyances deviennent vos Pensées.
Vos Pensées deviennent vos Mots.
Vos Mots deviennent vos Actions.
Vos Actions deviennent vos Habitudes.
Vos Habitudes deviennent vos Valeurs.
Vos Valeurs deviennent votre Destinée.

Mahatma Gandhi

Chacune de vos croyances est un gouvernail qui permettra à votre navire de franchir l'océan ou de se perdre au large. Les croyances peuvent donc déplacer des montagnes !

Si vous croyez que vous allez sombrer dans la tempête, savez-vous quoi ? Vous allez fort probablement sombrer dans une tempête imaginaire. Ce phénomène est bien connu par la science. Les études sont d'ailleurs élaborées en tenant compte de cet effet – l'effet placebo.

Pour être validés, les traitements doivent être comparés au traitement placebo. Les essais cliniques divisent donc les patients en deux groupes : un groupe testé et un groupe « contrôle ». Bien évidemment, aucun patient ne sait à quel groupe il appartient. Ceux du groupe « contrôle » reçoivent un faux traitement ou bien une « simulation », et les effets de cette intervention sont notés. Ces effets attribués au mental sont par la suite comparés à ceux du groupe ayant reçu le traitement testé. Cela permet d'obtenir des résultats objectifs et une idée de l'efficacité véritable de l'objet de recherche. Le groupe de contrôle reçoit souvent un morceau de sucre ayant la même forme que le médicament testé. Or, certaines personnes réagissent tout comme si elles avaient pris ce médicament. Leur corps réagit, car elles CROIENT avoir pris le médicament actif! Le physique réagit au mental. Or, un léger avantage par rapport au placebo est généralement suffisant pour valider et commercialiser un produit. Nous négligeons alors le fait qu'une grande partie de l'effet vient de l'autosuggestion.

Par exemple, après une chirurgie au genou, beaucoup de patients rapportent une amélioration de leurs symptômes. Ils peuvent recommencer à franchir de grands pas sans éprouver de douleur. Or, dans une étude visant à évaluer les opérations pratiquées pour l'arthrose, le Dr Bruce Moseley a séparé les patients en trois groupes: le premier subissait une chirurgie avec débridement; le deuxième, un lavage arthroscopique; et le troisième, une chirurgie placebo. Les patients du troisième groupe subissaient une incision en salle opératoire et une simulation de procédure, puis une fermeture de la peau. Le résultat de cette étude parue dans le *New England Journal of Medicine (NEJM)* démontre que TOUS les traitements amélioraient les symptômes de manière équivalente chez la moitié des patients. Oui, la chirurgie placebo avait un effet thérapeutique spectaculaire, équivalent aux autres techniques[9]! Cela démontre la puissance de nos croyances. Il suffit de savoir comment les diriger. L'effet d'une substance placebo a aussi été comparé à celui de la morphine avec des résultats épatants: elle pouvait soulager la moitié des gens atteints du cancer[10-11]. D'anciens rapports ont même démontré des améliorations spectaculaires de l'état de patients atteints du cancer, même à la suite d'un traitement placebo[10, 12]. Des méta-analyses récentes montrent des taux de réponse allant jusqu'à 80 % avec le placebo, que ce soit dans le traitement de la dépression, des maladies cardiaques ou des maladies inflammatoires[13-17]. Le placebo est tellement puissant que même la couleur de la capsule influence son effet. Le bleu semble avoir un effet relaxant et le rouge, stimulant[18].

La variabilité de la réponse au placebo est aussi illustrée par notre suggestibilité. Dans une étude visant à évaluer l'effet d'un médicament contre les ulcères gastriques, les patients ont été divisés en deux groupes. Les chercheurs ont annoncé au premier groupe que ce médicament améliorerait leur condition « sans aucun doute ». Par contre, ils ont dit au second groupe que ce médicament était expérimental et qu'on ne connaissait pas son effet exact. Le même produit a ensuite été administré aux deux groupes. Le bénéfice a été de 75 % chez les patients du premier groupe, mais de 25 % pour les autres. Il s'agissait pourtant de la même substance[10] !

Nous sommes donc dotés d'une force mentale et imaginative pouvant transformer notre corps. Pour le meilleur (quand le placebo a un effet thérapeutique) ou pour le pire (quand il provoque des effets secondaires). Dans certaines études, les effets secondaires dus au placebo sont même plus importants que ceux du médicament testé[15]. Concept complètement « illogique », car le placebo est constitué d'une substance chimiquement inactive. Mais la question du placebo dépasse la logique et démontre justement la puissance de l'irrationnel.

Le terme « effet nocebo » peut désigner les conséquences négatives du placebo. Il est provoqué par la peur et l'appréhension des effets secondaires. L'effet nocebo commande inconsciemment à notre corps de matérialiser nos craintes. Tout ce qu'on redoute a alors plus de risques de survenir. Selon des études récentes, même la simple peur du cancer peut affaiblir le système immunitaire, ce qui peut contribuer à son apparition[19]. La terreur du cancer est un plus grand fléau que le cancer lui-même. Selon l'effet nocebo, cette peur pourrait même commander inconsciemment à notre corps de lui préparer le terrain. Et que dire de la peur véhiculée dans les médias ? Sachant que la peur peut provoquer la maladie, il est aussi dans notre intérêt de cesser de la semer.

La médecine s'est affranchie de son paternalisme et, désormais, il faut divulguer aux patients tous les effets secondaires possibles des thérapies. C'est un couteau à double tranchant car, en raison de l'effet nocebo, nous pouvons ainsi augmenter les risques que ces effets surviennent. Il est évident que les patients doivent prendre des décisions éclairées, mais certains ont avantage à se protéger de leur propre imagination. Vu que la guérison du cancer est imprévisible, car elle dépend de plusieurs autres facteurs qui dépassent la médecine, nous évitons aussi ce mot, « guérison », pour ne pas donner de faux espoirs aux patients. Mais l'espoir peut-il vraiment être vrai ou faux ? Et que vaut vraiment une vie vécue dans le désespoir, d'autant plus que le désespoir est un facteur qui augmente l'agressivité des cancers ? Je préfère l'espoir car, pour se dissocier de l'effet nocebo, il faut se dissocier de la peur.

Nous sommes la force transformatrice de cet univers, surtout en raison de notre mental. Une pensée, appuyée par des émotions et une attention soutenue, devient réalité. Elle PEUT se manifester dans le monde physique. Elle peut même induire des changements dans le corps. Certains troubles physiques, même très importants, peuvent faire leur apparition à la suite de traumatismes psychiques. Le trouble de conversion est une entité médicale illustrant ce phénomène. Selon ce trouble psychiatrique, un événement psychique difficile peut être « converti » en un problème physique – par exemple la surdité. Et l'on ne parle pas de « faire la sourde oreille », mais bien d'une véritable perte de la capacité auditive. La pseudogrossesse est un autre curieux exemple du trouble de conversion. Le corps de certaines femmes peut subir des changements identiques à ceux de la grossesse, même si leur ovule n'a pas été fertilisé. Cette métamorphose se produit pour l'unique raison que ces femmes se CROIENT enceintes, et leur corps réagit en fonction de cette onde mentale[20-22].

Il existe des centaines d'écrits sur des patients ayant vaincu le cancer en dépit d'un sombre pronostic. Qu'ont-ils en commun ? TOUS affrontent la peur, refusent de croire aux statistiques et décident de prendre leur vie en main. Pas besoin d'être malade pour commencer. Nous remarquons aussi cette attitude chez les individus ayant survécu à des conditions physiques épouvantables, comme les camps de concentration ou les expéditions polaires en solitaire. Ils ont tous foi en eux-mêmes et se sentent capables de contrôler leur destinée. Aucun doute n'existe dans leur esprit : ils ont les ressources nécessaires pour se sortir de cette situation difficile. Ils ont confiance en eux-mêmes et en leur environnement ; ils ne sombrent pas dans le désespoir[23]. Ils remettent leur destin entre les mains de la vie.

Le produit le plus net de l'athéisme est le désespoir.

JULIEN GREEN

Le *désespoir*, c'est le contraire de l'espoir, soit une peur prolongée accompagnée d'une sensation de perte de contrôle. Les individus désespérés se sentent souvent frustrés et abandonnés. Le sentiment de désespoir triple la croissance des cellules négatives dans les études expérimentales sur le cancer (voir chapitre 3, réf. [96]).

Ce ne sont pas les tristes événements de la vie en soi qui causent le désespoir, car les problèmes font partie de la vie. C'est plutôt notre façon de répondre à ces événements qui en est responsable. Lorsque la conscience fleurit, nous réalisons que nos problèmes ne sont pas vraiment importants, car ils nous permettront TOUJOURS de grandir, surtout lorsqu'on abandonne le contrôle. Croire en une force plus grande en nous modifie nos attitudes envers les événements qui peuvent alors revêtir une moindre importance. La conscience est donc l'antidote de la peur, du désespoir et de l'effet nocebo.

Beaucoup de gens connaissent l'impact néfaste des pensées négatives et désirent s'en débarrasser en se concentrant uniquement sur les choses positives. Ils disent donc de belles phrases comme « je ne serai pas malade », sans y croire réellement. Grands parleurs, petits faiseurs. Ce ne sont pas les *paroles* qui se manifestent. Notre corps croit et crée les *images* que nous projetons dans notre esprit, d'une manière consciente ou non. C'est ce qui explique l'effet important du placebo/nocebo.

L'imagination est plus importante que la raison.

ALBERT EINSTEIN

La visualisation est une technique utilisée par le Dr Carl Simonton dans le traitement du cancer. Plutôt que l'utilisation de la parole ou de la raison, elle implique l'utilisation de l'esprit et de l'imagination. Les recherches montrent que la visualisation améliore grandement le bien-être et le système immunitaire[24-26].

Nous pouvons commencer tout de suite. Imaginez maintenant que vous vous divisez en deux individus génétiquement identiques. Le premier poursuit sa vie comme il l'a toujours fait, ne changeant aucunement sa direction ou ses habitudes. Par contre, le second individu, par sa conscience, exerce un excellent contrôle sur ses pensées, son attention, son attitude, ses besoins et ses émotions, modelant ainsi tout son système, en commençant par ses gènes. Lequel voulez-vous être dans 20 ans ?

En résumé, croyez. Ayez confiance en la vie. Osez remettre le pouvoir à ce qui vous entoure. Croyez en Jésus, Mahomet, Bouddha, Krishna, Rama, Yahveh, Moïse, la destinée, la nature, les étoiles, l'énergie, la matrice, la science, vous-même, peu importe. Mais… CROYEZ ! Et que votre croyance vous apporte la paix.

« La foi, pour moi, c'est la conviction profonde de l'être dans sa participation à la vie. C'est ça, la foi. C'est croire de toutes ses forces en sa capacité de guérir, croire de toutes ses forces en son potentiel de guérison. Je pense que c'est une condition importante pour que survienne la guérison. »

JOHANNE ROBITAILLE MANOUVRIER

« J'étais supposée mourir il y a deux ans et demi. Les gens qui me rencontrent me disent qu'ils n'ont jamais rencontré quelqu'un sur leur chemin avec une force de volonté comme la mienne. On l'appelle Dieu ou on l'appelle Mohamed, appelez-le comme vous voulez. Cette force-là, qui est plus haute et plus forte que nous, je la ressens. J'ai couru après l'amour toute ma vie pour réaliser que l'amour, ce n'était pas ça. C'est quoi, l'amour ? L'amour, c'est Dieu, la force. Ils proviennent tous du même endroit. C'est l'amour que l'on donne, ainsi que l'amour que l'on reçoit. L'amour, c'est de l'énergie. Ce sont des vibrations. Une guérison peut aller plus vite avec beaucoup d'amour. Il faut en donner, en dégager. Oui, il y a quelque chose qui peut nous aider et je ne sais pas comment on pourrait l'appeler, parce que le mot Dieu fait peur aux gens. C'est la pure foi. Si les gens pouvaient comprendre que la foi est avant tout... Si les gens pouvaient comprendre que c'est cela qui va te ramener au bon point de départ, eh bien, ils auraient leur réponse. Il faut croire en l'amour universel. C'est un amour inconditionnel. »

Claire Chartrand, 63 ans,
patiente de l'hôpital Maisonneuve-Rosemont, Montréal

LE MOMENT PRÉSENT

J'ai décidé d'être heureux parce que c'est bon pour la santé.

Voltaire

La joie de vivre n'est ni un produit appartenant à nos gènes ni un luxe qu'on se paie occasionnellement. C'est un travail quotidien. Le paradis est bien sur cette terre et nous pouvons y vivre à tout instant. La mémoire du passé peut être très encombrante et peut détruire continuellement cet instant à vivre qui, lui, ne reviendra jamais. Cela ne sert à rien de chercher le bonheur dans le futur. La vie, toute la vie, se déroule dans le moment présent. Certaines personnes s'imaginent que l'acquisition de biens et l'obtention de multiples victoires leur permettront d'être heureuses dans un avenir rapproché. Plus ces gens courent contre le temps, plus ils réalisent que ce but est inatteignable. Obtenir un diplôme, se marier, acheter une auto, une maison, investir dans des projets de retraite, acheter de beaux vêtements, une plus belle auto, un plus beau téléviseur... Ces courses contre le temps se terminent souvent en crise d'identité. Cette crise est un appel à découvrir sa vraie nature et ses vrais besoins. Nous ne pouvons pas chercher le bonheur dans le futur, car le bonheur n'existe que dans le présent. La spontanéité, la créativité, l'amour sont tous dans le moment présent. La relation amoureuse à laquelle nous aspirons est aussi contenue dans le moment présent. Il ne sert à rien de la chercher ailleurs. Ce n'est que dans le moment présent que l'on ressent l'amour véritable qui annihile toute pensée négative. C'est donc un moment de paix et d'union avec ce qui nous entoure, soit notre environnement. C'est l'état d'équilibre où l'on se sent serein, comme en apesanteur. C'est lorsqu'on résonne le mieux avec l'univers. On ne peut aimer que lorsqu'on est ancré dans le moment présent. On ne peut pas vivre le moment présent sans aimer et sans se consacrer à ce qu'on fait à l'instant même. L'ego ne peut pas aimer. Il ne sait pas aimer, car il a peur et pense qu'il ne mérite pas d'être aimé. Il vit dans le passé et dans le futur. Il aime avec possessivité et passion. Par comparaison, l'amour véritable émane de nous et n'attend rien en retour. Il n'est pas possessif. L'amour inconditionnel suffit à l'amour.

Je suis un ÊTRE humain. Pas un FAIRE humain, ni un PENSER humain.

Pour être dans le moment présent, il faut court-circuiter l'ego. Pour ce faire, il faut cesser de penser, d'analyser, de juger, de comparer ou de s'attendre à des résultats. Il faut juste *être,* sans penser. Dès qu'on se demande si on est heureux, on cesse de l'être. Pour se centrer sur le moment présent, sans courir après le temps, il faut arrêter d'avoir peur. On arrête d'avoir peur quand on affronte nos émotions et qu'on les décode. Il faut beaucoup de courage pour s'abandonner à ce qui surgit du fond de nous. Ce qui surgit, c'est la vraie MAGIE de la vie. Beaucoup de gens cherchent du mérite dans leur vie, mais ils le cherchent de la mauvaise manière. Le mérite n'existe pas dans le futur. Le seul mérite qui existe, c'est d'être concentré sur ce que l'on aime. Et ce mérite n'existe que dans le moment présent.

> *Personne n'a vécu dans le passé, personne ne vivra dans le futur ;*
> *le présent est le mode de toute vie.*
>
> ARTHUR SCHOPENHAUER

S'il fallait qu'on meure, puis qu'on revienne sur Terre, sous quelle forme choisirait-on de revivre ?

Un oiseau ? Pour voler librement, sans fin, sans se préoccuper de rien, sans aucun tracas, que de créer d'autres oiseaux comme soi ?

Une belle toile ? Les gens nous contempleraient pendant des heures, nous admireraient, prendraient soin de nous. Mais pourrions-nous vivre toute une vie ainsi analysés, exposés et époussetés ?

Un poisson ? Pour avoir une mauvaise mémoire, ce qui pourrait nous être utile afin d'oublier le bon ou le mauvais sort, sans jamais nous lamenter ni nous exalter. Vivre comme un poisson, c'est vivre à la minute près et apprécier la vie selon de très brefs moments.

Bon, imaginons un être doté d'une mémoire sélective, ne retenant que les bons moments et chassant les mauvais par une soupape de sécurité. Cet être mi-poisson, mi-humain, appelons-le sirène, pour les besoins de la démonstration.

Revenir sur cette planète dans la peau d'une sirène, serait-ce l'idéal ? On ne vivrait que les moments fantastiques. Vivre comme une sirène, c'est vivre jusqu'à la mort, sans jamais se lamenter sur son sort. Continuer à nager, sans accablement, sans tortuosité. Ne jamais regarder en arrière. Mais peut-on vraiment vivre de cette manière ? Peut-on vraiment évoluer dans cette vie sans se rappeler les mauvais moments ? On stagnerait, on pataugerait sans cesse à la même place.

Comment peut-on avancer sans apprendre de ses erreurs ? Si la vie est une balance qui mesure les gains et les pertes, c'est qu'il est normal de perdre des choses, des êtres. La balance retrouve l'équilibre en compensant la perte par une leçon, donc par un gain.

Le plus beau cadeau qu'on puisse s'offrir, c'est de revenir sur Terre comme un roi tout-puissant, soit un être qui apprécie les bons moments et qui aime aussi grandir et évoluer à partir des mauvais moments. Un roi qui contrôle son mental et qui est totalement conscient de ses besoins. Quelqu'un qui apprend de ses erreurs. Et qui célèbre ses victoires.

Si on tournait chaque regret de notre vie en une leçon, chaque chagrin en une nouvelle démarche à entreprendre, on pourrait se sentir plus à l'aise dans sa peau et apprécier la vie à sa juste valeur. Ce n'est qu'à ce moment qu'on peut se libérer de l'ego et qu'on peut rejoindre notre vraie force, le roi tout-puissant.

Une bonne manière de se recentrer sur le moment présent est de s'arrêter parfois pour prendre une photo, sentir les roses, regarder les étoiles, etc. Ceux qui ont grand avantage à le faire sont ceux qui pensent qu'ils n'ont pas le temps de le faire. L'ego ne veut pas s'arrêter, mais des arrêts répétitifs pour savourer la vie diminuent son emprise et le forcent graduellement à cesser d'exister. Vivre le moment présent améliore le fonctionnement de tout notre corps, y compris le système immunitaire[27], et permet d'armer chaque cellule de ce même rythme de l'univers.

« Je pense que la phrase "Je vais battre le cancer" ou "Je vais me battre contre le cancer" induit les gens en erreur, parce que, quand on se bat contre quelque chose, en réalité on donne de la force à l'ennemi. Pour moi, le cancer n'a jamais été une bataille, puisque j'ai toujours cru que c'était un message à comprendre, que l'âme envoyait un message au cerveau de la personne pour lui dire l'urgence de transformer sa vie, de quitter les schémas anciens selon lesquels elle vit encore, de se libérer des émotions du passé et de participer activement à sa vie dans le moment présent, parce que la seule chose réelle, c'est le moment présent, c'est ce qu'on vit actuellement. Ce qu'on va vivre demain, on ne le sait absolument pas. Ce qui s'est vécu hier, c'est du passé. Ce qu'on vit dans le présent, ça c'est concret, c'est actuel, c'est authentique. Ça veut dire qu'on a un pouvoir à l'intérieur de soi, et ça, c'est gratuit, sans effets secondaires, et ça n'alourdit pas le système de santé. »

JOHANNE ROBITAILLE MANOUVRIER

« J'ai trouvé que l'amour, c'était le but principal de ta guérison. Tu ne bats pas le cancer. Tu ne te débats pas avec cette maladie non plus et tu ne luttes pas contre elle. Tu ne fais qu'amener les éléments ou l'énergie nécessaires pour que cette maladie comprenne qu'elle n'a pas de raison d'être. »

CLAIRE CHARTRAND, 63 ans,
patiente de l'hôpital Maisonneuve-Rosemont, Montréal

LA NATURE

Dans un effort pour devenir de plus en plus « civilisés », nous nous sommes défaits d'une partie très importante de nous : notre environnement. L'être vivant a évolué avec la nature depuis des milliards d'années. Or, depuis le siècle dernier, les populations se multiplient, les gratte-ciel poussent… Nous sommes-nous affranchis trop rapidement du champ électromagnétique auquel notre ADN était habitué ? Ah oui, c'est vrai ! Nous pensions que l'ADN était, tout comme nous, une entité séparée de l'univers.

Nous sommes notre environnement, car à la base nous sommes constitués d'une énergie électromagnétique reliée au monde. L'être humain a évolué avec la fréquence électromagnétique NATURELLE de la Terre et en est dépendant pour fonctionner harmonieusement[28]. Nous avons découvert en 1962 que la charte d'oscillation de la fréquence magnétique terrestre est similaire à la lecture d'électroencéphalographie. Notre activité cérébrale réfléchit constamment la fréquence terrestre[29]. Cela serait probablement dû au fait que nos cerveaux se sont développés et ont toujours évolué en compagnie de cette dernière. L'influence des fréquences environnantes sur notre comportement est aussi illustrée par l'exemple des appareils transcrâniens de stimulation magnétique. Ces derniers sont utilisés dans le traitement de la dépression et servent à appliquer des impulsions magnétiques à travers le crâne, ce qui crée une variation rapide du flux magnétique, induisant un champ électrique qui modifie l'activité des neurones. Les expériences effectuées avec ces appareils démontrent que les fréquences environnantes induisent non seulement des changements mentaux, mais aussi des changements physiques[30-31]. D'une certaine manière, tous les champs électromagnétiques qui nous entourent influent sur le comportement de nos cellules, de nos neurones et de notre corps. Certaines fréquences proches de l'infrarouge, émises à faible débit, aident à la réparation des cellules, alors que d'autres fréquences, à haute exposition, sont génératrices de cancer[32-34]. Certaines fréquences de fond causent l'anxiété et la dépression[28-29]. L'énorme champ électromagnétique qui entoure les villes est d'ailleurs assez impressionnant. Ce champ invisible est composé de multiples signaux, les plus connus étant les signaux AM, FM, TV, wifi, cellulaires, bluetooth et micro-ondes. C'est une nouvelle forme de pollution qui augmente très vite. Or, nous avons peu de données sur leurs répercussions à doses journalières. En septembre 2007, se fondant sur des analyses effectuées par 15 laboratoires, l'Agence européenne pour l'environnement a émis des avertissements concernant l'utilisation des technologies sans fil, notamment les signaux WiFi et cellulaires[35]. Des mesures de précaution devraient être prises, même si certaines relations de cause à effet ne sont pas encore complètement établies.

Chaque champ magnétique artificiel contribue à former une énorme sphère entourant la Terre et que certains nomment technosphère. Cette sphère modifie le champ magnétique de notre planète. Comme nous sommes extrêmement dépendants du champ magnétique terrestre, nous devenons donc soumis à l'influence de cette technosphère. Cette pollution technosphérique fera, dans le futur, l'objet de plusieurs débats et réglementations.

Nous sommes une dualité. Une partie de nous cherche à se séparer de l'environnement et perçoit que l'individu est indépendant et distinct de tout ce qui l'entoure. Cette partie, l'ego, nous pousse vers l'extinction. Sa conscience peu évoluée ne tient pas compte des besoins des autres êtres vivants ni de l'environnement. Son seul désir est le contrôle et le pouvoir. Qui sait, peut-être que, dans quelques milliers d'années, une nouvelle espèce pourra admirer le squelette humain, tout comme nous admirons aujourd'hui les squelettes des dinosaures !

« Vestige de l'être humain, éteint par inconscience. »

Mais il y a encore de l'espoir, car l'autre partie de notre dualité fonctionne différemment. Elle cherche à nous reconnecter avec l'environnement et elle comprend notre rôle en son sein.

J'aime les plantes. J'aime les animaux. J'aime les rochers. J'aime tout ce que la vie a créé. J'y vois toujours cette touche de la force intelligente de la création. Ils ne connaissent que le moment présent et nous transmettent ces ondes positives continuellement. Nous sommes influencés par l'environnement et nous avons des antennes partout sur le corps, qui captent tout ce qui nous entoure. Qu'il est bon, parfois, de s'éloigner de la pollution de la ville, qu'elle soit atmosphérique, sonore ou technosphérique ! Je le conçois, les espaces naturels sont de plus en plus rares et sont maintenant remplacés par du béton, de l'asphalte et des produits dérivés du pétrole. Pourtant, les études montrent que la fréquentation des parcs et des forêts nous est essentielle ! Des travaux de recherche montrent que ces espaces verts améliorent le système immunitaire, plus spécifiquement les agents secrets responsables de reconnaître et de combattre les cellules cancéreuses[36-38]. Se promener librement, respirer l'air pur, écouter cette vie, voir toutes ces couleurs et ces formes, et, surtout, sentir la paix de la nature sont essentiels. La nature remet les choses en place et nous rappelle notre connexion avec le milieu environnant. Soumettons-nous aux bonnes ondes de notre mère. Nous en dépendons et nous en faisons partie. Sans elle, nous disparaîtrions sans aucun doute. Prenons soin de nous en prenant soin d'elle.

MÉDITER

Méditer, ce n'est pas écouter de la musique de buddha-bar dans un décor feng-shui et se dire zen. Méditer, ce n'est pas réfléchir non plus. La méditation et l'hypnose ont beaucoup de choses en commun. Les deux sont des états de transe qui impliquent l'attention, la respiration et la détente. Sauf qu'en méditation, on ne fait pas de suggestion. Méditer, c'est permettre l'élévation du processus de conscience. Son but est de nous permettre de communier avec notre essence, soit notre univers. Puisque la connexion avec l'univers n'existe que dans le moment présent (d'où le principe de résonance), nous pouvons alors « résonner » avec l'univers en faisant taire les pensées et en transcendant l'ego par le relâchement du jugement, des désirs, de la peur et des attentes. C'est un exercice qui permet de se donner au moment présent.

Il existe plusieurs formes de méditation. Il suffit de développer sa propre technique. La posture la plus populaire est celle où l'on est assis confortablement, le dos droit, les jambes croisées. L'exercice mental le plus commun consiste à diriger son attention pour observer ses pensées, sans s'attacher à aucune d'elles. On n'arrête pas de penser, mais on se détache des pensées en les observant. Des sons peuvent être émis (comme le OMMMMM) pour faire résonner le corps et activer l'état de transe. Souvenez-vous : la conscience est comme un muscle. Il suffit de l'entraîner régulièrement et les effets se manifestent rapidement. La conscience n'est pas nécessairement DANS le cerveau tel que l'on pense. On le réalise en méditant. Notre cerveau rationnel est comme un appareil électrique et il peut surchauffer si on ne lui accorde pas de pauses. La méditation active la conscience et permet de débrancher le fil électrique pendant quelques secondes et de laisser le cerveau se reposer. Il redémarre toujours de manière plus performante par la suite. La méditation suscite donc un sentiment de quiétude instantanée et sa pratique quotidienne est une source enrichissante, permettant d'augmenter notre efficacité.

La méditation est maintenant intégrée dans plusieurs centres oncologiques et améliore les paramètres physiques et psychologiques des patients[39-46]. Elle a des effets bénéfiques similaires à ceux des antidépresseurs, régularisant les taux de sérotonine et de dopamine[46-47]. Elle crée des ondes cérébrales particulières qui conduisent à un état de sérénité[28]. La diminution des idées négatives réduit l'anxiété et les autres symptômes de la dépression[40-41]. La méditation améliore non seulement le bien-être, mais aussi le système immunitaire[40-42, 46-47]. Elle permet d'améliorer les défenses naturelles contre le cancer et de diminuer l'état inflammatoire chronique qui, à la longue, contribue à générer le cancer[40-41]. Son action commence par nos gènes. Nous pouvons donc préciser leur expression par cette technique mentale et exercer un contrôle volontaire sur notre ADN[48]. Certains patients, comme Ian Gawler, ont réussi à guérir de maladies incurables par l'usage de la méditation et par la reconnexion avec ce calme intérieur[49-50].

> Imaginez que vous êtes en train de marcher dans un bois, puis que vous vous assoyez devant un cours d'eau. Vous regardez des feuilles emportées par l'eau du ruisseau disparaître à l'horizon. Maintenant, imaginez que ces feuilles sont vos pensées. Le but de l'exercice est d'observer les feuilles sans leur prêter attention. À partir de ce moment, il est important de se concentrer, de se distancier et de développer une perspective par rapport à tout le processus mental, de séparer la conscience de la raison. Lorsqu'une feuille fait son apparition dans le champ mental, on l'identifie comme une pensée, sans s'attarder à son contenu, et on poursuit l'exercice. Lorsqu'une autre feuille glisse sur l'eau, on la catalogue « idée » et on la laisse filer dans le ruisseau. On ne s'attarde à aucune d'entre elles et on n'écoute surtout pas l'idée qu'on aurait de meilleures choses à faire que de méditer. On laisse aussi passer la voix qui recherche des résultats immédiats. On ne se concentre qu'à savourer l'expérience du moment présent. On laisse ces voix de l'ego passer et disparaître au fil du courant. On observe et on respire pleinement. Quelques minutes suffisent pour rééquilibrer nos neurotransmetteurs.

SORTIR DE L'ORDINAIRE

Qu'est-ce qu'un poisson peut vraiment connaître par rapport à l'eau dans laquelle il a baigné toute sa vie ?

ALBERT EINSTEIN

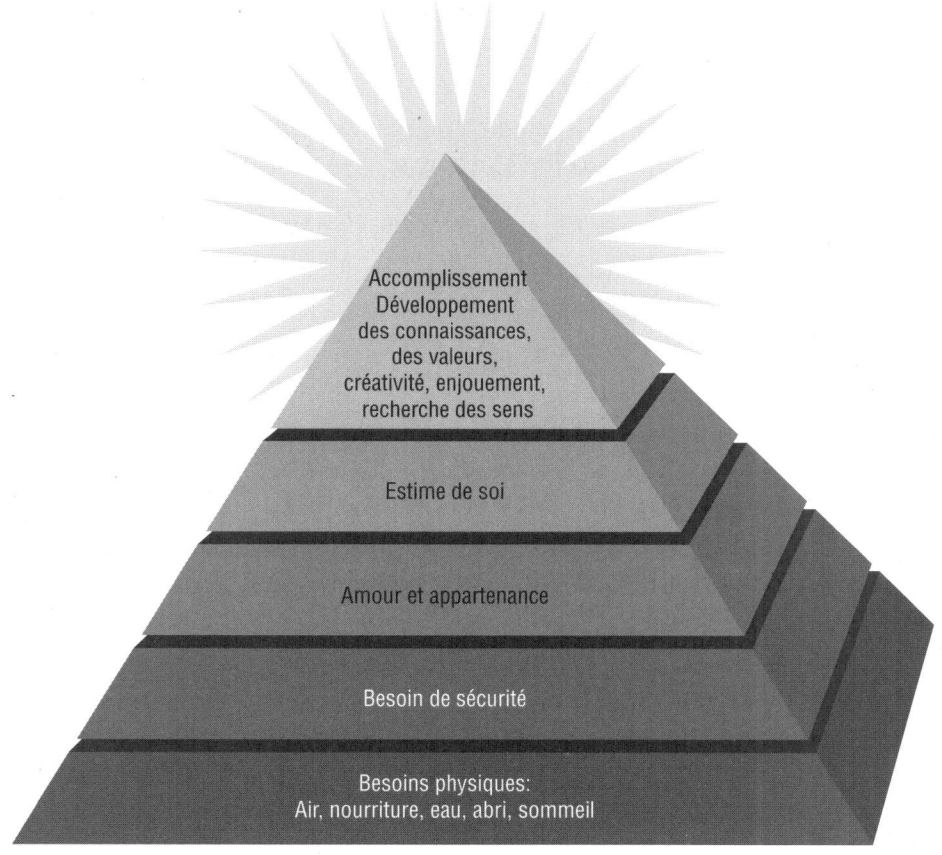

Pyramide des besoins de Maslow

Selon le psychologue Abraham Maslow, les êtres humains ont différents besoins à combler durant leur vie, ce qu'on peut illustrer à l'aide d'une pyramide[51]. Ils gravissent les marches de la pyramide, une à la fois, après avoir comblé leurs besoins de base. Un des premiers besoins est la sécurité. Nous avons tous besoin d'un endroit pour nous mettre à l'abri des dangers comme le froid, la foudre, les ours et les agresseurs. Pour cela, les premiers hommes avaient des grottes. Nous avons maintenant des maisons, et la qualité de ces maisons dépend de nos moyens. La majorité des habitants de notre monde vivent encore dans ce que les « riches » appellent des taudis. Les « riches », eux, se sont approprié le confort total dans leurs maisons aux murs bien isolés et se prélassent devant des écrans géants de télévision, aux chaînes innombrables. Plus besoin de sortir de la maison! Mais ce que les gens riches ne comprennent pas, c'est que leurs maisons ne leur donnent que l'ILLUSION de la sécurité. La gourmandise est un vilain péché.

Le film *The Truman Show* raconte l'histoire d'un homme vivant depuis sa naissance dans un monde artificiel, soit un énorme décor de cinéma entouré d'eau. On ne lui a jamais dit qu'il est le personnage principal d'une émission de téléréalité populaire. TOUS ses besoins sont comblés, de sorte qu'il n'a jamais besoin de sortir de ce monde artificiel. De plus, afin de « noyer » toute envie qu'il aurait de quitter le plateau de tournage, on lui a fait croire que son père était mort dans cet « océan » qui entoure son monde. On lui a inculqué une phobie de l'eau. Cet homme vit donc innocemment dans un film, complètement coupé du monde extérieur. La PEUR de l'inconnu et la SÉCURITÉ de ce monde artificiel le maintiennent dans l'ignorance de la réalité. Par contre, un jour, il tombe amoureux d'une femme (une actrice) qui est ensuite expulsée du plateau. Attristé d'apprendre qu'elle est partie, Truman veut la rejoindre. L'unique raison qui le pousse à affronter toutes ses peurs est la volonté de retrouver son amour. L'amour lui donne des ailes pour vaincre sa phobie de l'eau, franchir l'océan déchaîné et… se rendre enfin compte qu'il vit dans des décors de cinéma qui ne peuvent plus contenir ses valeurs. L'amour lui a permis de se découvrir, de découvrir sa vraie réalité.

Comme lui, nous avons tendance à vivre dans une réalité que nous nous construisons, et nos décors sont notre maison, un travail, une auto, des personnages familiers, et nous en devenons complètement prisonniers avec le temps, car nous perdons toute perspective sur le monde réel. Nous formons notre propre cage. Or, se réfugier constamment dans ces éléments connus cause à la longue l'effet contraire, c'est-à-dire une anxiété chronique qui devient la peur de l'inconnu. Beaucoup de personnes ont tendance à réagir aux problèmes de la vie en se réfugiant dans leur confort, dans « ce qu'ils connaissent ». Ce problème empire avec le temps, et les personnes âgées peuvent perdre la raison quand elles doivent quitter ce confort.

Nous appelons cette condition « delirium », et nous la rencontrons fréquemment lors des hospitalisations. Cette « folie passagère » s'atténue lorsqu'on place des objets familiers, comme des photos, près du lit des patients. Ce phénomène est aussi observé chez les nouveaux immigrés. Souvent, le choc culturel est tellement important que ces gens ont tendance à ne fréquenter que des gens de la même origine culturelle, retrouvant ainsi leurs traditions réconfortantes dans leur pays d'accueil. Certains le font momentanément, le temps de s'adapter, mais d'autres le font continuellement, pour ne pas ébranler le monde qu'ils ont construit.

Pour l'amour de vous-même, sortez de votre monde connu. Faites comme Truman, bravez vos peurs et franchissez l'inconnu. L'océan déchaîné n'est qu'une illusion. Cette peur se transformera très vite en l'opposé : la redécouverte de vous-même. Ce n'est qu'en sortant de votre monde que vous pourrez vraiment voir la réalité et juger de la manière dont elle pourrait convenir davantage à vos besoins. Sortir momentanément du confort permet de s'adapter constamment à la vie qui évolue et de comprendre qu'il n'y a aucune raison d'avoir peur de l'inconnu.

Il existe plusieurs manières de sortir de l'ordinaire – selon, bien sûr, l'ordinaire de chacun. Si vous êtes toujours entouré des mêmes gens, passez du temps seul ou tentez de rencontrer de nouvelles personnes. Si vous ne regardez jamais vers le haut, levez la tête et admirez le ciel, les nuages, les étoiles, les arbres ou les gratte-ciel. Si vous circulez toujours en auto, redécouvrez la joie du vélo ou des transports en commun. Si vous jouez toujours au poker, essayez le bridge. Toute nouvelle expérience est une occasion d'apprendre, de voir la vie sous un nouvel angle et de développer la perspective. Le principe est le changement du connu, de la zone du « confortable ». Ces moyens permettent de garder un esprit jeune. Pourquoi ne pas déménager ? De mon côté, j'aime bien les voyages. Cela me permet de remettre les choses en perspective et de considérer ma vie d'un autre point de vue. De toute façon, les voyages ne coûtent pas si cher quand on ne recherche pas le confort. La plus importante révélation que j'ai tirée de mes voyages, c'est que, au-delà de toutes les différences qu'on s'impose à soi-même, presque rien ne nous distingue des autres êtres humains. Les différences qu'on s'impose viennent de l'ignorance de nos similitudes en raison des barrières qu'on dresse. Il y a beaucoup plus de choses qui nous unissent que de choses qui nous séparent. L'ordinaire est surtout relatif ! Un pays comme le Népal comprend 72 groupes culturels et communautés ethniques. Chaque groupe possède ses propres codes vestimentaires, rites et divinités. Pourtant, les Népalais vivent en symbiose malgré leurs différences.

Le sentiment de sécurité est important, mais ce n'est qu'un besoin de base, et les situations de « danger » sont rares. Bien souvent, ce n'est que le produit de notre imagination. L'habitude de se réfugier dans le connu engendre un cercle vicieux qui entretient la peur. Je compare cette dysfonction du sédentarisme au besoin de manger. Nous sommes « obèses » de sécurité. Les gens qui préfèrent leur confort se condamnent à une vie dénuée de toute évolution. Ce qui les attend, c'est l'anxiété, la peur de l'inconnu et de l'environnement, un sentiment d'isolement et de séparation d'avec l'univers. Il est bon d'avoir un lieu confortable où se reposer, mais l'attachement à ce besoin est souvent excessif, car il y a d'autres marches à gravir sur cette pyramide. Nous faisons l'ascension de la pyramide en vivant des expériences et en apprenant de celles-ci. La conscience s'élève à mesure que nous gravissons les degrés. Le but est d'atteindre le sommet, où l'on retrouvera son essence véritable.

REDÉFINIR LE BIEN ET LE MAL

Vous êtes bon quand vous vous dévouez pour donner de vous-même. Cependant vous n'êtes pas mauvais quand vous en tirez profit pour vous-même. Car, quand vous vous démenez pour réaliser un gain, vous êtes semblable à cette racine qui s'agrippe à la terre et se nourrit à son sein... Ainsi il est mille et un chemins à prendre pour être bon, et vous n'êtes pas mauvais si vous ne prenez pas le bon.

KHALIL GIBRAN

Il n'y a pas de bien ou de mal. Il n'y a pas d'enfer ou de paradis. Les lois n'existent que pour les gens inconscients. L'enfer, c'est uniquement de ne pas être en paix avec soi-même. Le paradis est déjà sur terre ; c'est le moment présent. La vie apprend par un processus d'essais et d'erreurs. C'est le principe de l'évolution. Chaque fois qu'un essai a des suites constructives, c'est-à-dire qu'il fait avancer les choses, nous disons que c'est « bon ». Chaque fois qu'un essai se solde par une erreur, c'est-à-dire qu'il fait reculer les choses, nous disons que c'est « mauvais »[52]. Vu que c'est le processus normal par lequel la vie évolue, il n'y a aucune raison de se sentir coupable lorsqu'on commet une erreur. Si notre intention était bonne, il n'y a aucune raison de traîner le fardeau de la culpabilité pendant des années. Cela ne fait que détruire notre santé. Il suffit d'apprendre de ses erreurs et de faire les changements nécessaires, si possible.

Les erreurs sont là pour nous indiquer la direction opposée, soit la vérité.

On dit qu'il y a trois types de personnes qui ne commettent jamais d'erreurs :
1. celles qui ne sont pas nées ;
2. celles qui ne font rien ;
3. celles qui sont mortes.

Chaque personne agit toujours selon ses connaissances et fait toujours de son mieux. L'intention est donc toujours bonne. Les expériences que nous vivons nous donnent des leçons. L'environnement nous modèle à sa manière, mais personne n'est MAUVAIS par choix conscient. Les criminels sont inconscients de la notion de « bien » ; les saints en sont très conscients, mais cela ne les rend pas plus *conscient*s du processus de perspective qui les soulève au-delà de cette notion. Les criminels et les saints ne sont alors que des reflets de la société, à ses extrémités[23]. Commettre une erreur n'est donc pas synonyme de commettre un « péché ». Pécher, c'est enfreindre les lois d'une institution religieuse. En comparaison, commettre une erreur, c'est enfreindre notre guide intérieur, la voix de notre conscience. Étant donné que tout le monde a déjà fait des erreurs, nous avons deux possibilités : nous montrer tous du doigt mutuellement, ou modifier notre conception du bien et du mal. Le vent crée le mouvement et le mouvement crée la vie. Tout ce qui se transforme est vivant, tout ce qui est statique est synonyme de mort. Pour se transformer, il faut apprendre, et, pour apprendre, il faut courir le risque de commettre des erreurs. La transformation se produit en raison des leçons apprises. Nous sommes déjà parfaits quand nous donnons le meilleur de nous-mêmes. Lorsque nous oublions les erreurs du passé et que nous pardonnons (à nous-mêmes et à autrui), nous nous délestons de fardeaux inutiles qui cessent alors de gruger notre énergie vitale. Ce qui en émerge EST le « paradis ». Ce sentiment d'apesanteur. L'innocence d'un bébé. La souplesse d'une fleur.

La vérité de demain se nourrit de l'erreur d'hier.

ANTOINE DE SAINT-EXUPÉRY

Une personne qui n'a jamais commis d'erreurs n'a jamais tenté d'innover.

ALBERT EINSTEIN

Tout le monde agit toujours avec les meilleures intentions. Pas besoin de garder des émotions telles que la rancune et la culpabilité. Celles-ci créent une peur constante qui n'a plus de raison d'être. Quand on redéfinit le bien et le mal, on réalise que ces émotions négatives proviennent de nos croyances. Ces dernières peuvent parfois devenir très contraignantes, comme des balises de sécurité strictes qui se dressent devant nous et nous empêchent d'évoluer. Ces balises nous emprisonnent dans un certain lieu restrictif où nous sommes séparés de l'environnement. Elles nous emprisonnent loin de notre source. Notre vrai « nous » est à l'extérieur de cette prison. La notion du bien et du mal provient de l'ego. C'est une des manières par lesquelles il catégorise les événements de la vie. La conscience permet de se départir de ce concept restrictif. Elle permet de comprendre qu'au-delà de cette notion existe une autre notion qui dit qu'il faut toujours apprendre à aimer. Elle permet de réaliser que les gens qui commettent des erreurs le font parce qu'ils cherchent l'amour, eux aussi, à leur manière.

« Il n'existe pas de "mauvaises herbes" dans la nature, ni de "mauvais animaux". C'est nous qui avons décidé cela. On a longtemps cru que la fièvre était une "mauvaise maladie". On sait aujourd'hui qu'elle est un processus de guérison. Il y a beaucoup de choses qu'on voit comme des défauts, des faiblesses, des carences, des maladies, des attaques, des invasions. Si tu dis à quelqu'un qui est atteint d'une maladie grave qu'il s'agit d'un processus de réparation, il te répondra : "C'est impossible ! Certains en meurent." Mais ça, c'est comme s'il te disait : "Il y a des gens qui arrosent ma maison et ils vont me noyer, il faut les arrêter et les tuer !" Là, il faut que tu lui dises : "Ben non, abruti, ce sont les pompiers ! Ils sont là pour t'aider ! Au lieu de vouloir les tuer, rends-toi compte que le feu est pris chez toi ! Trouve d'où il vient, pourquoi il s'est allumé, coupe-lui son combustible et son oxygène, les pompiers vont partir d'eux-mêmes si le feu s'éteint." Je trouve triste la phrase : "Je vais me battre contre le cancer." Car je comprends différemment ce qu'est le cancer maintenant. Je pense que ce sont des gens qui se battent contre une fonction, un mécanisme de survie dont le but était initialement de les aider. Je leur dis : "C'est dommage, tu vas perdre ton combat, tu es en train de te battre contre toi-même, contre l'évolution, contre des mécanismes destinés à t'aider si tu veux comprendre comment ils sont faits et surtout pourquoi ils sont là." »

Michel Lemeilleur

AFFRONTER SA MORT

La conscience nous amène aussi à reconnaître l'existence d'un monde intangible, hors des normes physiques que nous avons toujours connues. Tout sur la Terre se transforme constamment. Les structures qu'on pense éternelles ne le sont pas vraiment. Tout finit par disparaître, y compris notre structure physique. La vie se renouvelle continuellement, suivant la route de l'évolution et de la complexification. La mort physique est un processus normal qui découle de la vie, mais beaucoup de personnes peuvent vivre toute leur vie sans jamais affronter l'idée de mourir… Étrange. TOUT LE MONDE sait que le corps n'est pas invincible, mais beaucoup ne le comprennent que trop tard, alors que la mort cogne à leur porte. Lorsque la mort approche, ils la traitent comme le vendeur qui fait du « porte-à-porte ».

La mort : Bonjour.
L'individu : Euh… non, je ne suis pas intéressé !
La mort (montrant le contrat signé) : Trop tard. Pas le choix. Allez, viens, j'ai du boulot qui m'attend.
L'individu : Pourquoi *moi* ?
La mort : Pourquoi pas ?

Si la mort vous surprend, quelles attentes aviez-vous à la base ? Vous pensiez être invincible ? Il y a différentes manières d'aborder la mort. Quand on y pense vraiment, la mort pourrait être une véritable bénédiction ! Quelle chance de mourir, sinon, comme nous sommes déjà des milliards, être invincible serait un suicide. La planète serait incapable de supporter tant d'êtres humains. Nous avons de moins en moins d'espaces verts, nous ne savons plus où ni comment produire de la nourriture de qualité, et nous ne savons même plus où mettre nos déchets. Nous ne serions pas capables de nous supporter nous-mêmes, avec de moins en moins d'air frais à respirer. À ma connaissance, il n'y a toujours pas de courtiers immobiliers qui proposent des terrains à vendre sur Jupiter, avec piscine et foyer. Il faudrait éventuellement interdire la conception d'enfants, et tous les habitants pourraient être stérilisés. Dans quelle sorte de monde vivrions-nous ? Vivre sur une planète si stérile, est-ce souhaitable ? La mort physique, ce n'est pas un échec.

Voici *une autre* interprétation de la mort, selon les découvertes des nouvelles sciences non matérialistes[53-56].

Nous sommes tous unis à un champ électromagnétique universel, intelligent. Vous, en tant que conscience, êtes la seule source véritable de cette information qui circule dans votre corps. Votre présence dans votre corps et la manière dont vous choisissez de vivre votre vie, ce que vous mangez, buvez, ressentez, pensez, déterminent la manière dont vos gènes seront capables de contrôler et de soutenir votre existence physique. Si vous (votre présence consciente) n'êtes plus présent dans votre corps, l'information, donc la vie, sera retirée de chaque cellule. Nous connaissons cet état comme la mort physique. Vous n'êtes plus présent et vos yeux sont « vides ». Votre corps se désintègre et les atomes qui formaient vos cellules se désarticulent simplement pour se rassembler à nouveau sous une nouvelle forme – de la terre, des plantes, de l'eau, de l'air, des animaux ou d'autres êtres humains.

Rien ne se perd, rien ne se crée, tout se transforme.

Antoine Lavoisier

Votre conscience, elle, n'étant pas physique, ne peut pas mourir. Elle rejoint l'intelligence universelle invisible à laquelle elle était toujours connectée. La mort, c'est la manière par laquelle évolue le champ de notre conscience. Nous l'aidons à s'enrichir par nos expériences de vie et nos apprentissages. Il se manifestera toujours sous une forme plus évoluée en raison des leçons que nous avons apprises durant nos vies.

Les rôles qu'on joue, certaines croyances qu'on entretient, les émotions qu'on garde, certains choix qu'on fait, font en sorte qu'on ne peut plus affronter nos peurs. Cela comprend la peur de regarder la mort dans les yeux et de réaliser que l'endroit d'où l'on jaillit est une source intarissable. La dissipation de la peur de la mort dissipe la peur en général. La confrontation avec la mort permet de libérer les courageux de leur prison, soit l'ego. C'est *lui* qui a peur de mourir, car il s'identifie au temps et aux formes matérielles. Il se PENSE trop IMPORTANT pour mourir. Pourquoi MOI ? Selon mon expérience en oncologie, les patients qui parlent de leur mort pendant nos rencontres sont toujours plus sereins et, étrangement, évoluent mieux au sortir de leur cancer.

« Il ne faut pas avoir peur de mourir, parce que la mort fait partie de la vie. Cela m'a permis par la suite de ne pas me figer dans la peur de mourir, mais plutôt de mettre toute l'énergie disponible à ma guérison et de choisir de vivre. »

JOHANNE ROBITAILLE MANOUVRIER

Les gens qui n'affrontent pas leur mort ratent quelque chose d'extraordinaire : la vie. Quel sentiment incroyable que de pouvoir vivre chaque jour comme si c'était le dernier de notre existence ! Faites l'exercice. Réveillez-vous le matin et demandez-vous ce que vous feriez si vous n'aviez que ce jour à vivre. UN SEUL JOUR. Je vous garantis que plusieurs de vos préoccupations disparaîtront ! Regardez la mort et acceptez-la comme une finalité, cela vous permettra d'apprécier la vie à sa juste valeur et, surtout, de dissiper la peur qui génère des émotions négatives.

AVOIR DES BUTS PERSONNELS

Carl Jung avait noté qu'environ un tiers de ses patients n'étaient pas atteints d'une névrose cliniquement définissable, mais souffraient plutôt d'une vie dépourvue de sens[57]. En effet, beaucoup cherchent l'accomplissement dans leur mission professionnelle ou familiale. Par contre, lorsque ces missions s'estompent, on peut aboutir devant un questionnement profond : « Quel est mon but dans la vie ? » Nous avons tous des buts au travail et à l'école, mais ce ne sont pas NOS buts, car ils nous sont donnés de l'extérieur. Nous ne les choisissons pas toujours et ils ne mettent donc pas en valeur toutes nos forces et nos passions. La société peut aussi nous « proposer » des buts de consommation, qui ne sont pas les nôtres, comme vouloir acheter une nouvelle auto, une maison, etc. Parfois, notre vision du monde change à un point tel que nous nous sentons pris dans une vie qui ne nous appartient plus. Cela soulève d'autres questions existentielles : « Quel est le sens de la vie ? »

Si l'univers est une grande fête, nous ne sommes pas les invités d'honneur. Nous sommes les serviteurs, car nous sommes aussi là pour travailler et mériter notre place en son sein. L'univers n'a jamais été conçu pour notre confort, car nous ne sommes pas en son centre. C'est l'ego qui se croit au centre de tout, et non PARTIE d'un tout. Plusieurs autres espèces se sont déjà éteintes bien avant nous. Notre perception de l'univers devient chaotique lorsqu'on s'attend à ce que nos besoins soient comblés par lui, comme s'il nous devait quelque chose. La question

« Qu'est-ce que le monde fait pour moi ? » peut donc être remplacée par « Qu'est-ce que JE peux faire pour le monde ? ».

Notre mission principale est d'aimer. C'est la direction de la vie et elle n'est chaotique que pour ceux qui rament à contre-courant. La meilleure manière de ramer dans le sens de la vie est de se donner un but ultime qui met en valeur tout ce qu'on aime. C'est une direction qui attribue une signification à tout ce que nous sommes et qui nous permet de nous débarrasser des idées noires et de la stagnation chaotique[58]. Poursuivre un but ultime est donc une initiative personnelle qui nécessite de la discipline et une bonne connaissance de soi. Nous sommes les seuls à pouvoir nous fixer ce but, puisque nous sommes les seuls à connaître toutes nos forces et toutes nos faiblesses. Les buts des autres ne sont donc pas nécessairement les nôtres. Une de nos meilleures armes est le pouvoir de notre attention, qui est une énergie psychique permettant de réaliser, de créer et de transformer. Se fixer des buts permet donc de maîtriser le pouvoir de l'attention. Elle peut devenir un outil très important qui nous permet d'améliorer la qualité de nos expériences et de nous accomplir dans ce que nous aimons.

Les buts réalignent les étoiles dans le bon sens et nous permettent de revoir la vie sous un nouvel angle : l'amour du moment présent. Le désespoir se transforme en espoir. Les émotions négatives deviennent positives. Nous sommes en paix avec l'environnement.

Quel but choisir ? Tous les chemins mènent à Rome. Et Rome, c'est ce que nous aimons et ce à quoi nous aimons donner toute notre attention. Nous avons tous des talents particuliers et nous sommes sur cette terre pour les exprimer et en faire profiter les autres.

Quel est le sens de la vie ? Le sens que NOUS voulons lui donner. Les meilleurs buts sont ceux qui servent les autres tout en mettant en valeur nos forces. Plus le but sera important, plus nous serons motivés, et plus il nous permettra de nous dépasser, tout en restant sur les rails de la vie, qui sont d'aimer et d'apprendre. Cet investissement doit ainsi tenir compte de nos capacités[23]. Le but doit être difficile, mais réalisable. Les buts passionnants permettent d'atteindre un excellent équilibre entre les hémisphères gauche et droit. Ils permettent de transcender l'ego en s'oubliant et en s'abandonnant dans le moment présent, faisant fi du temps. Lorsque nous sommes complètement investis dans une activité que nous aimons, sans nous attendre à aucun résultat, notre sens temporel devient tout à fait altéré. Les heures peuvent passer en quelques minutes et les minutes peuvent s'étirer en heures. Cet équilibre entre les deux cerveaux correspond à un état de flux, soit un état paisible d'apesanteur, comme le décrit le psychologue Mihaly Csikszentmihalyi. Les meilleurs moments de notre vie surviennent quand le corps ou le cerveau sont exploités au maximum de leurs capacités, dans un effort volontaire pour accomplir quelque chose de difficile, mais de valeureux et de gratifiant. C'est ce que rapportent les alpinistes, les marathoniens, et tous ceux qui relèvent des défis. Même si certaines expériences ne sont pas nécessairement plaisantes au moment même où nous les vivons, nous nous rendons compte par la suite à quel point nous les avons appréciées. Cet investissement de soi-même fait grandir.

Le plus grand danger pour la plupart d'entre nous n'est pas que notre but soit trop élevé et que nous le manquions, mais qu'il soit trop bas et que nous l'atteignions.

MICHEL-ANGE

Pour ceux qui ont comme objectif de cultiver la spiritualité, il est important de mentionner que, tout au début, l'ego fera tout pour survivre. Il pourra revenir à la charge à des moments inopportuns. Il pourra même se camoufler sous une nouvelle forme : l'ego spirituel. Si vous vous sentez spirituellement ou intellectuellement supérieur aux autres simplement parce que vous comprenez le concept de l'ego, ce n'est que de l'ego sous une nouvelle forme. On n'est jamais supérieur aux autres, ce n'est que leur degré de conscience qui est différent. Par l'intermédiaire d'un travail de croissance personnelle constant, on finit toujours par enterrer l'ego. On ne peut se débarrasser du jour au lendemain d'un ego qui existe depuis des générations. On y parvient tout doucement, par de petites victoires quotidiennes, en faisant des actes d'amour, en étant patient et en s'ancrant dans le moment présent.

LE YOGA

Les mondes oriental et occidental se distinguent sur quelques points, dont l'importance accordée par chacun au contrôle de la conscience. Le monde asiatique est un expert dans ce domaine. Le yoga est une activité d'origine orientale rétablissant un lien entre le corps et l'esprit. En raison de ses vertus thérapeutiques, notamment la perte de poids, la réduction de l'anxiété et l'amélioration de la concentration, le yoga a récemment pris d'assaut le monde occidental. On peut le pratiquer dans presque toutes les villes, parfois même à tous les coins de rue. Yoga signifie « union », celle du physique et de l'essence de la vie. Samadhi, son étape ultime, est considérée comme l'expérience positive la plus intense, telle que décrite par ceux qui l'ont atteinte[23]. Les postures du yoga sont naturellement adoptées par les animaux. Ce sont des exercices de souplesse et de flexibilité. Le yoga permet en plus d'exercer un contrôle absolu sur la respiration et sur le mental. En effet, beaucoup de ces postures sont impossibles quand on n'éteint pas l'esprit analytique et les pensées. La concentration permet par la suite de s'ancrer dans le moment présent et d'être attentif aux besoins du corps. C'est un excellent moyen d'atteindre un bien-être et une paix intérieure. Les recherches sur le yoga montrent une grande amélioration du système immunitaire, de sorte que sa pratique est de plus en plus intégrée comme traitement dans plusieurs centres oncologiques[39-40, 59-61].

Lectures suggérées

Flow, de Mihaly Csikszentmihalyi[23].
Mieux vivre avec le cancer, de Stéphane Bensoussan[62].
You Can Conquer Cancer, de Ian Gawler[50].

Chapitre 10

LA SANTÉ PHYSIQUE ET AUTRES OUTILS

Le corps physique est notre manifestation tangible sur cette terre. Nos deux dimensions (matérielle et immatérielle) sont connectées et s'influencent mutuellement à chaque seconde de l'existence. Notre santé est maximale lorsque ces deux parties fonctionnent à l'unisson. L'entretien du corps physique est donc aussi important que l'entretien du corps métaphysique.

ÉCOUTER SON CORPS

La première étape de la santé physique est d'être à l'écoute des besoins du corps. Durant la journée, celui-ci nous envoie plusieurs messages que nous choisissons parfois d'ignorer, au détriment de notre santé, alors que nous sommes à la poursuite de buts secondaires. Une conscientisation des besoins du corps est donc de mise.

Cela dit, écouter son corps ne doit pas tourner à l'obsession. Certaines personnes sont vraiment trop attentives à leur corps, au point où elles peuvent se chercher des maladies, et croire en trouver. Ces personnes gagneraient peut-être à moins s'occuper de la sphère physique pour explorer davantage les sphères émotive ou spirituelle.

J'ai vu des patients se présenter à l'hôpital avec des cancers très avancés. La maladie peut avoir évolué depuis des mois, voire des années, sans que les gens s'en rendent compte. Les manifestations physiques (masses) peuvent être énormes, saigner, sentir mauvais et causer beaucoup de douleur, mais ces personnes n'ont JAMAIS consulté leur médecin pour ce problème et ont choisi de l'ignorer. « Docteur, je n'ai pas fait attention. »

Quand on creuse plus loin, ces personnes disent : « J'avais peur de savoir » ; « J'ai peur du cancer et des médecins » ; « Faites ce que vous avez à faire, mais ne me dites rien. »

La peur explique cette négligence envers le corps. Et pourtant notre corps est notre vaisseau et ne veut que notre bien. Tout comme pour une auto, nous devons en prendre soin continuellement. Comment certaines personnes gardent-elles leur auto pendant 15 ans, alors que d'autres ruinent la leur en 5 ans ? Comment se fait-il que des autos des années 1950 sont encore en excellente condition à Cuba ? Il n'y a qu'une seule réponse : grâce à la force de l'attention.

« Je n'ai pas fait attention. » = « Je n'ai pas prêté attention à ma personne. »

Tout comme il faut faire attention à nos besoins émotifs, il faut aussi écouter nos besoins physiques. L'attention, c'est une forme d'amour. Il faut se la donner à soi-même afin de décoder les signaux que le corps nous envoie (douleur, sommeil, faim, soif, chaleur, etc.). Si vous ressentez une douleur au dos, reposez-vous et demandez-vous ce que vous pouvez changer dans vos habitudes pour pallier ce problème. Si vous ne faites rien, la douleur empirera. Si vos yeux se ferment, allez dormir. Soyez attentif à chacun de vos ressentis. Quelques secondes d'attention toutes les heures suffisent pour s'imprégner des sensations corporelles et en faire l'expérience à sa manière. Il est bon de prendre l'habitude de fermer les yeux pour s'y consacrer. Après quelque temps, on peut le faire beaucoup plus souvent, même les yeux ouverts.

Tous les besoins *physiques* inassouvis se manifestent aussi émotionnellement. Ces deux composantes sont liées et inséparables. Par exemple, quand on a faim ou quand on a mal, on peut devenir colérique. Quand on a trop envie d'uriner, on perd patience et on ne peut plus raisonner.

Bien que l'ego s'identifie à la forme physique du corps, il n'est nullement à l'écoute de ses besoins physiques. L'ego nous empêche d'être attentifs à nos sensations et à nos sentiments, alors que la conscience nous libère de son emprise. Écouter son corps est donc une excellente voie pour transcender l'ego et s'ancrer dans le moment présent.

L'EXERCICE PHYSIQUE

Le sport, j'adore ! L'exercice a des vertus extraordinaires et il influe autant sur la santé physique que sur la santé émotionnelle. Il permet le relâchement de drogues naturelles sécrétées par le système nerveux, par exemple la sérotonine, donnant un bon *high*. Il peut donc nous rendre accros, ce qui peut s'avérer très bénéfique pour la santé. L'activité physique améliore aussi, entre autres, les systèmes immunitaire, vasculaire, musculaire et osseux. Elle nous libère des tensions de la journée, limite nos idées négatives et module notre humeur. L'exercice améliore aussi la concentration, la confiance en soi et même les performances au lit[1-2]. À son tour, le psychique améliore le sport. Les athlètes savent que pour améliorer leurs performances au-delà d'une certaine limite, ils doivent apprendre à discipliner leur mental. Voilà donc une autre illustration de la relation corps/esprit.

Plusieurs études démontrent qu'une activité physique modérée et régulière peut prévenir le cancer[3-6]. Plusieurs hypothèses sont évoquées pour expliquer les mécanismes par lesquels le sport pourrait agir sur les cellules négatives, notamment l'action sur le psychique, la vitamine D, les cellules immunitaires, les facteurs inflammatoires et la modulation des gènes[7-8]. Uniquement en Europe, on estime qu'un cas de cancer sur sept (soit des centaines de milliers de cas) pourrait être évité chaque année si les gens intégraient mieux l'activité physique dans leur vie. Les organismes de santé publique recommandent de 30 à 60 minutes d'exercice modéré à vigoureux par jour, et ce, 5 jours par semaine.

Certaines personnes misent beaucoup sur la dimension physique, donc sur le sport, pour canaliser les émotions négatives comme la colère. Elles auraient aussi intérêt à explorer leurs sphères émotive et spirituelle, car même le sport peut devenir une forme de distraction. Quand les activités physiques sont accompagnées d'émotions négatives ou qu'elles sont excessives, on assiste à l'effet contraire : un affaiblissement du système immunitaire. Les études montrent que cela peut augmenter les risques de développer le cancer[9-11]. Arrêtez de vous exténuer à pratiquer des activités que vous détestez ! Choisissez celles que vous trouvez plaisantes, intégrez-les à votre quotidien et amusez-vous[12].

LE SOLEIL

La vie sur la Terre a naturellement évolué sous l'influence de la lumière solaire. Plusieurs tribus préhistoriques et même des civilisations entières ont vénéré le soleil pour ses pouvoirs de guérison. Ils utilisaient son spectre complet de radiation pour traiter des problèmes physiques et psychologiques, pratique connue sous le nom d'« héliothérapie ». On traitait ainsi la tuberculose, les problèmes émotifs, le cancer, la colite, la goutte, l'acné, l'asthme, etc. Chez l'être humain, l'exposition solaire affecte une multitude de fonctions physiologiques et psychologiques. Outre la production de vitamine D, elle joue aussi sur l'humeur et sur la fertilité. En Finlande, plus d'enfants sont conçus en été, lorsque le soleil est présent plus de 20 heures par jour[13].

La lumière solaire est composée d'une énergie transmise à la Terre sous forme d'ondes électromagnétiques. Avec nos yeux, nous ne distinguons que les couleurs de l'arc-en-ciel – le violet ayant la plus haute fréquence d'énergie et le rouge, la plus basse. Les rayons gamma, X et ultraviolets ont de plus hautes fréquences que le violet ; alors que l'infrarouge, les micro-ondes et les ondes radio ont des fréquences décroissantes. Le Soleil, avec ses longueurs d'ondes différentes, émet le spectre complet de la lumière dans laquelle la vie sur Terre a évolué.

Les rayons UV sont des facteurs favorisant certains types de cancer de la peau. En raison de l'amincissement de la couche d'ozone, les médias incitent le public à se protéger de ces « mauvais » rayons. De nos jours, plus de 50 % des gens portent des lunettes qui bloquent TOUS les rayons UV. On se tient à l'abri du soleil, sous d'épaisses couches de crème et des chapeaux.

Les rayons UV sont classés en trois sous-catégories selon leur fréquence électromagnétique : UV-A, UV-B et UV-C. Les UV-A sont les plus proches de la lumière visible (le violet), alors que les UV-C sont les plus proches des rayons X (qui, à dose suffisante, causent le cancer).

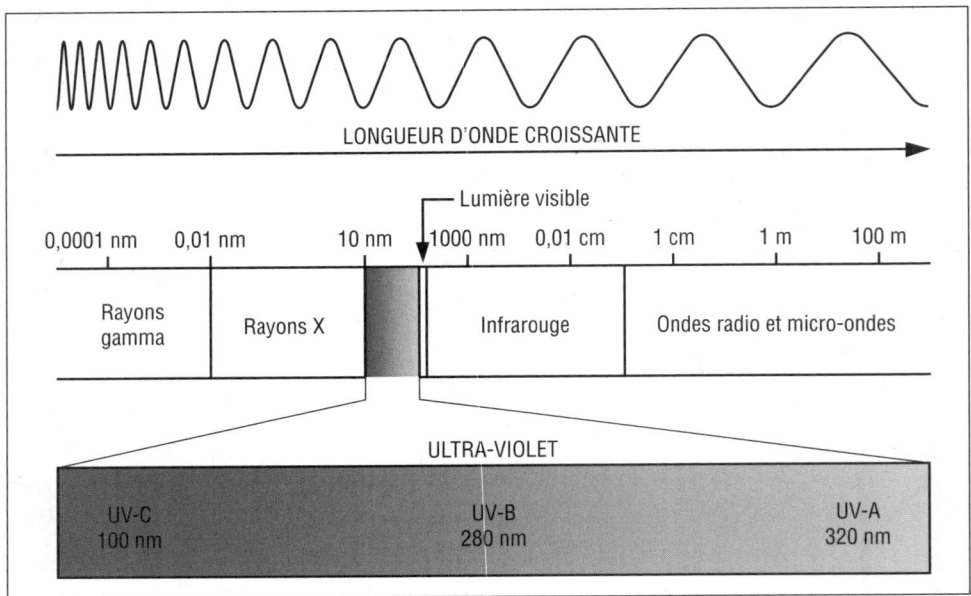

Spectre électromagnétique : les rayons UV sont divisés en UV-A, UV-B et UV-C.
Les UV-A se rapprochent de la couleur violet du spectre visible, d'où le nom ultraviolet.
Les UV-C sont voisins des rayons X.

Les rayons UV-C sont normalement filtrés par la couche d'ozone et n'ont pas de fonction bénéfique connue pour le corps. Ils peuvent même endommager l'ADN des cellules, ce qui peut, à la longue, déclencher certains types de cancer de la peau. Les rayons UV-B, quant à eux, sont des nutriments essentiels, car ils sont responsables de la production de la vitamine D et de l'absorption du calcium. Ils sont donc nécessaires à l'intégrité de notre squelette. Finalement, les rayons UV-A nous permettent de bronzer et, selon certaines recherches, répareraient les dommages à l'ADN causés par les UV-C[13-14]. Les UV-A sont d'ailleurs déjà utilisés dans le traitement d'un type de cancer de la peau, le mycosis fongoïde. Les gens atteints sont irradiés avec des UV-A, et cela constitue une thérapie de première ligne[15]. Paradoxalement, la majorité des crèmes solaires ne protègent que des UV-A et des UV-B, mais pas des UV-C.

Le soleil nous est essentiel. Et s'en surprotéger peut avoir a des répercussions importantes et dangereuses, car le soleil en exposition modérée semble être un antidote aux cellules cancéreuses[16-27]. Malheureusement, selon la croyance populaire, le soleil est un facteur causal du cancer et il faut *absolument* s'en préserver. Cette perception de la réalité est fausse. D'innombrables études effectuées sur des millions de personnes montrent exactement le contraire : une diminution des cas de cancer (spécialement des types agressifs) avec l'exposition au soleil.

Cette relation suit la latitude, soit la distance géographique par rapport à l'équateur[18]. Par exemple, l'incidence et la mortalité de certains types agressifs de cancer doublent dans les pays situés plus au nord[25]. La relation s'observe aussi avec les changements de saison et les variations de l'ensoleillement qui les accompagnent, la gravité des cancers diminuant en été[19-20]. Voici une autre constatation fort intéressante : la dépression saisonnière débute en automne et disparaît au printemps. Moins de 10 % des gens vivant en Floride en souffrent, alors que le taux grimpe à 30 % au New Hampshire[13], où la diminution de l'ensoleillement en hiver est plus marquée. Ce qui est intéressant à remarquer, c'est que l'incidence et la gravité du cancer suivent, elles aussi, les variations de la dépression saisonnière. Elles changent et fluctuent selon les saisons, la latitude et l'ensoleillement. Est-ce donc si surprenant que les émotions négatives soient des facteurs de l'équation du cancer ?

Les effets bénéfiques du soleil s'observent à plusieurs autres niveaux. Les études démontrent que le manque d'exposition au soleil et aux UV-B crée une carence en vitamine D. Ce déficit semble jouer sur l'incidence et l'agressivité du cancer, alors que la prise de vitamine D semble être un facteur protecteur[19-21, 25-35]. Le développement du cancer est aussi lié au taux de mélatonine, l'hormone produite selon le degré d'ensoleillement[13, 36-43]. Le lien bénéfique entre le soleil et le cancer est mis en évidence par de vastes études épidémiologiques et pourrait s'expliquer de plusieurs manières, par l'action du mental sur le cancer ou par des mécanismes moléculaires tels que la vitamine D et la mélatonine.

Ces constatations sont même valables pour les mélanomes, un type de cancer de la peau, dont l'incidence ne fait qu'augmenter depuis qu'on se protège du soleil[26, 27, 44]. Puisque le mélanome est aggravé à la fois par la peur ET par le manque de soleil, imaginez le cercle vicieux engendré par la peur du soleil[45] ! Cette peur est exagérée, car les cancers de la peau induits par la surexposition au soleil sont des maladies à faible taux de mortalité – 0,3 %. Et les recherches montrent que toutes ces cellules négatives peu agressives, que l'on cherche tant à éviter, sont aussi stimulées par la peur[45-46]. Par comparaison, la sous-exposition au soleil engendre des cancers dont les taux de mortalité vont de 20 à 65 %[21]. Cette différence est énorme.

On estime que chaque année, aux États-Unis, des dizaines de milliers de décès reliés au cancer pourraient être évités uniquement par une exposition adéquate au soleil[22, 23]. La peur du cancer engendre encore plus de cancers. Il ne faut donc pas avoir peur de notre étoile ! La Terre tournera toujours autour d'elle.

Est-ce que cela signifie qu'il faut aller gambader tout nu dehors et se joindre à une tribu adoratrice du soleil ? Pas du tout. Le soleil est un couteau à double tranchant[47]. Certains rayons UV nous sont essentiels, alors que d'autres nous nuisent ! Nous ne pouvons pas le fuir, car un manque de rayons lumineux induit un déséquilibre complet du corps, c'est-à-dire des problèmes osseux, immunitaires, émotifs, et une augmentation des cas de cancer, principalement les plus dangereux. Par contre, de grandes quantités d'UV sont dommageables, surtout chez ceux dont la peau brûle facilement, mais ce danger est exagéré et il est même devenu anxiogène.

Pour apprécier les bienfaits du soleil, il suffit de faire preuve de modération et de limiter la durée d'exposition. Les gens à la peau pâle ou fragile devraient être particulièrement vigilants et utiliser une crème protectrice s'ils doivent s'exposer de façon prolongée. Le danger vient de l'exposition excessive au soleil, comme pour ceux qui se font rôtir quotidiennement dans les salons de bronzage. Ce n'est pas du soleil que vous devez vous méfier, mais de votre comportement envers lui.

LE SOMMEIL ET LES RÊVES

Le cycle circadien, soit l'alternance entre le jour et la nuit, est un facteur majeur de la formation de la vie sur Terre, et ce, depuis plus de 3 milliards d'années[43]. Les êtres humains ont apprivoisé le feu il y a 250 000 ans et ils utilisent des bougies depuis 5 000 ans, mais la lumière électrique, qui a artificiellement modifié nos conditions de vie, n'existe que depuis 132 ans. Avec l'omniprésence de la lumière nocturne, la plupart des gens ayant grandi dans de grandes villes n'ont jamais vu un ciel complètement étoilé. Or, la désynchronisation d'avec l'environnement semble être un facteur cancérigène.

Les études démontrent que l'exposition à la lumière nocturne (y compris celle des villes) cause un déséquilibre hormonal qui module l'expression des gènes, y compris ceux des cellules immunitaires, ce qui augmente le risque de développer le cancer[40-41, 48-49]. D'autres travaux de recherche démontrent que les gens travaillant de nuit courraient plus de risques d'avoir le cancer, probablement à cause d'une rupture accentuée du cycle circadien, d'un manque d'ensoleillement et de répercussions sur les taux de vitamine D et de mélatonine[40-42, 50-53].

Tout comme les plantes, nous avons besoin du soleil. Il est donc préférable d'adopter un régime de sommeil régulier et sain, en éliminant les sources lumineuses nocturnes et en profitant de la lumière du jour. De cette manière, nous vivons plus étroitement avec l'environnement, selon les conditions naturelles avec lesquelles nous avons évolué. VOUS ÊTES DES OISEAUX DE JOUR. Synchronisez-vous, car l'avenir appartient à ceux qui se lèvent tôt.

Le rôle du sommeil dans le cancer est de plus en plus manifeste. Bien que les besoins diffèrent selon les individus, les taux de cancer semblent diminuer chez les gens qui dorment plus de sept heures par nuit[54]. Outre la durée du sommeil, la qualité semble aussi influer sur sa capacité « régénératrice »[55]. Des expériences révèlent que la qualité du sommeil modifie l'ADN et le système immunitaire[43, 55]. Beaucoup de processus de guérison s'enclenchent lorsque nous donnons une pause à notre cerveau analytique. Il est essentiel de permettre au corps de se régénérer durant ces heures de repos.

Il est temps de dormir quand nos paupières sont lourdes. Par contre, quand nous nous sentons mentalement fatigués, ce n'est pas un appel de notre corps à se coucher. C'est plutôt un appel à faire une activité relaxante avant d'aller dormir. La majorité des gens se ruent sur le téléviseur pour se relaxer, mais la télévision n'est pas recommandable en raison du contenu souvent négatif qu'elle véhicule et de la lumière artificielle qu'elle diffuse en surabondance. Si vous aimez les émissions télévisées, privilégiez les émissions joyeuses, car la majorité des bulletins de nouvelles sont mauvais et les films, rarement reposants. Toutes ces informations nourrissent notre esprit inconscient et influencent la qualité de notre sommeil et de nos rêves.

QUELQUES TRUCS POUR MIEUX DORMIR

- Évitez les lumières vives avant d'aller au lit. Allumez plutôt une chandelle.
- Écoutez de la musique relaxante.
- Si, au moment de vous coucher, une idée fabuleuse ou une tâche importante vous traversent l'esprit, écrivez-les sur un bout de papier et arrêtez d'y penser.
- Si vous ressentez une émotion négative particulière, essayez de comprendre sa cause sous-jacente pour la résoudre. Cherchez-en la source et éliminez-la (voir chapitre 8).
- Concentrez-vous sur votre respiration (voir plus bas).
- Soyez attentif aux sensations de votre corps, en commençant par la jambe gauche, puis la jambe droite, puis le bras gauche, puis le bras droit, et de nouveau la jambe gauche, et ainsi de suite.
- Imaginez-vous dans une pièce familière, par exemple votre salon, la salle à manger de votre sœur ou votre chambre d'enfant. Humez son odeur, écoutez les bruits de cette pièce. Ensuite, faites le ménage dans cette pièce en faisant mentalement disparaître un objet à la fois. Tableau… pouf! Chaise… pouf! Jusqu'à ce que la pièce soit complètement vide.
- Faites l'amour.

RESPIRER

L'attention accordée à la respiration est un geste tellement rare qu'il existe plusieurs livres sur le sujet. Pourtant, l'oxygénation est à la base de toutes les activités du corps. Nos cellules respirent le même oxygène que nous inspirons par nos poumons. Or, cet acte naturel et inné devient de plus en plus artificiel avec les années. Nous savions respirer spontanément quand nous étions bébés. Puis, au cours de notre vie, nous avons vécu beaucoup d'expériences. Certaines bonnes, d'autres mauvaises. Ces expériences accompagnées d'émotions se sont entreposées dans notre inconscient, qui contrôle aussi la respiration. Nous avons également développé un esprit analytique et commencé à examiner notre passé, à évaluer notre futur et à négliger le moment présent. Au fil de notre vie et des problèmes de l'existence, nous avons donc lentement abandonné notre respiration de bébé. Nous avons remplacé le souffle de la VIE par le souffle de la SURVIE.

Souffle de la vie	*Souffle de la survie*
Respiration abdominale	Respiration thoracique
Respiration par le nez	Respiration par la bouche avec des soupirs
Respiration lente	
Respiration ample et constante	Respiration rapide
Respiration libre	Respiration inconstante et erratique
Respiration ancrée dans le moment présent	
	Respiration opprimée

Pour bien nourrir nos cellules en oxygène et expulser les déchets dans le sang, réapprendre à respirer est donc primordial et favorise un profond état de relaxation. Respirer et se relaxer vont donc de pair, l'un entraînant l'autre.

RÉAPPRENDRE À RESPIRER

- Prenez maintenant deux minutes pour vous attarder à votre respiration.
- Asseyez-vous le dos droit et la tête droite.
- Observez votre ventre. L'abdomen se gonfle normalement à l'inspiration et se dégonfle à l'expiration.
- Éteignez votre mental. Ne pensez qu'à la respiration.
- Quand le mental vous dit que vous avez de meilleures choses à faire, dites-lui qu'il n'y a rien de plus important que votre bien-être et qu'il n'y aura peut-être pas de lendemain.
- Revenez à la respiration.
- N'essayez pas de respirer. N'essayez même pas de ne pas essayer. Laissez le diaphragme agir tout seul et concentrez-vous à faire taire votre cerveau.
- Relâchez les mâchoires et abandonnez-vous à la respiration.
- Sentez un fin parfum de rose qui chatouille vos narines.
- Ce parfum est velouté.
- Laissez votre nez « faire l'amour » à l'air qu'il respire… C'est gratuit et sans risques.
- Laissez l'air remplir vos narines, votre gorge, vos bronches.
- Les alvéoles de vos poumons n'ont pas besoin d'aide. Elles savent quelle quantité d'air il leur faut pour se remplir. Elles savent comment se vider.
- De plus, permettez-vous de savourer la pause entre l'inspiration et l'expiration, sans rien forcer. Observez comme vos poumons sont indépendants.

Le souffle de la survie conduit à l'accumulation de déchets (CO_2) dans l'organisme, ce qui rend le sang plus acide. Il a été démontré que ces répercussions, à leur tour, contribuent à augmenter l'anxiété, créant ainsi un cercle vicieux qui augmente le sentiment de « peur »[56]. La seule manière de rompre ce cercle vicieux est de prendre l'habitude de s'attarder à sa respiration au moins une fois l'heure. Laissez alors l'air frais remplir totalement vos poumons. Vous serez encore plus efficace, car toutes vos cellules seront bien oxygénées et réparées adéquatement. Les études montrent que les bonnes habitudes respiratoires améliorent le système immunitaire[57]. Ce sera votre nouvelle drogue... naturelle et gratuite !

Le souffle de la vie est régi par la paix et le moment présent. Le souffle de la survie est régi par la peur et le détachement de l'environnement. Sachant que vos cellules respirent, quel souffle voulez-vous leur offrir ?

LES MASSAGES THÉRAPEUTIQUES

En Europe, en Afrique et en Orient, le toucher est un acte très naturel. Les hommes se font la bise et il est même normal, dans certains pays, de voir deux hommes hétérosexuels se promener main dans la main. Cette accolade est considérée comme un signe d'amitié. En Amérique du Nord, le toucher est très rare et il est plutôt synonyme de contact sexuel ou de partenariat d'affaires. Pourtant, le toucher est un de nos cinq sens, et c'est aussi un art qui se développe et contribue à rétablir la connexion corps/esprit. Parfois, on peut devenir si « cérébral » qu'on en est physiquement crispé et complètement déconnecté des sensations du corps. Vive les massages qui nous ramènent sur terre ! Il existe plusieurs techniques de massage, notamment les massages sportifs, suédois, ayurvédiques et californiens. Les professionnels pratiquent une combinaison de ces massages et l'adaptent selon la personne. Les études de massothérapie se multiplient et montrent une amélioration importante du bien-être et du système immunitaire, même chez les patients atteints de cancer[58-65]. Une étude du Memorial Sloan-Kettering Cancer Center à New York, portant sur 1 300 patients atteints du cancer, a montré que les massages contribuent à une baisse de 50 % de la douleur, de la fatigue, des nausées et des symptômes dépressifs[66-67].

LE RÉGIME ALIMENTAIRE

Certains peuples valorisent le temps consacré à se nourrir, alors que d'autres, comme les Nord-Américains, mangent rapidement, parfois en moins de cinq minutes. La popularité des « services à l'auto » en témoigne. Savourer la nourriture est pourtant un réel plaisir ! Certaines personnes utilisent la nourriture comme un moyen de noyer leurs émotions[68]. Ceux qui avalent la nourriture sans la déguster peuvent se questionner sur leur état de conscience. Sont-ils absorbés dans leurs pensées ? Prêtent-ils davantage attention à leurs idées ? Mangent-ils par DISTRACTION ?

Le régime alimentaire fait aussi partie des facteurs environnementaux cellulaires qui altèrent l'expression des gènes. Nous sommes, en effet, ce que nous mangeons. Au fil des années, de nombreuses études ont prouvé qu'une consommation accrue de végétaux, tels que les fruits et les légumes, est un facteur de réduction des risques de cancer. Thé vert japonais, poireaux, choux, betteraves, épinards, asperges et oignons sont quelques-uns des aliments qui préviennent le cancer, et l'ail ne tue pas que les vampires ! Richard Béliveau, docteur en biochimie, a pu tester plusieurs de ces aliments en laboratoire et a publié quelques ouvrages sur ce sujet. Je vous invite à consulter ses différents livres de recettes afin d'adapter votre alimentation selon vos goûts et de cuisiner avec folie[69-70] ! Cela vous donnera aussi l'occasion d'utiliser votre créativité. Mais, de grâce, n'adoptez jamais un régime de « peur ». En d'autres termes, faites-le parce que vous en avez envie !

Lectures suggérées

Les aliments contre le cancer, de Richard Béliveau et Denis Gingras[69].
Cuisiner avec les aliments contre le cancer, de Richard Béliveau et Denis Gingras[70].

Dr Boukaram

« Quel message voudriez-vous transmettre aux jeunes pour les aider à prévenir le cancer ? »

Réponse 1

« Je pense qu'il va falloir beaucoup de livres, beaucoup d'articles, beaucoup de vidéos, beaucoup de Power Point pour expliquer qu'on est probablement les êtres les plus complexes de l'évolution, qu'on est riches, riches d'innombrables capacités et d'une multitude de fonctions. S'il pouvait y avoir des livres, des choses qui paraissaient sur le sujet, pour faire comprendre qu'on forme un tout. Ce n'est pas vrai que la tête est d'un bord, puis que le corps est de l'autre bord : tout ça marche ensemble. Le corps et l'esprit sont connectés. Méfiez-vous de vous. Comprenez l'impact de vos émotions et de votre ressenti sur votre physique, et pourquoi il en est ainsi. Comprenez d'où ça vient dans l'évolution, quand c'est apparu. Si vous le comprenez, quand il va vous arriver une peur, vous pourrez en devenir conscients et éviter le danger. Contrairement à la fourmi qui continue à gruger l'herbe jusqu'à ce qu'elle brûle, vous êtes capables de sonder vos peurs et d'essayer de comprendre leurs origines : "Je vais trouver d'où viennent mes peurs, sinon je vais mourir, si ça continue. Je vais identifier comment il se fait que, pour moi, cette manière de penser était initialement une bonne idée, une belle solution, mais que maintenant elle est en train de me nuire." Alors, posez-vous des questions, choisissez-vous et aimez-vous. »

MICHEL LEMEILLEUR

Réponse 2

« De gérer les émotions correctement, parce que je pense que c'est la base de tout. J'ai réalisé à quel point le corps humain est extraordinaire, mais il faut y faire attention. Je trouve qu'il faut prendre soin de son corps et de sa santé mentale. Je ne me gêne pas pour dire que je suis allée consulter, parce que ça m'a aidée beaucoup au moment où j'en ai eu besoin. Les gens n'ont pas beaucoup de personnes à qui ils peuvent se confier dans leur entourage. On ne peut pas dire nécessairement tout ce qu'on pense aux personnes qu'on aime. Les gens disent parfois : "Ah, moi, je peux me confier à mes amis." Oui, mais tu ne te confies jamais de la même façon, parce que cette personne n'a pas la capacité ou l'éducation pour aller chercher ce que tu as à l'intérieur, parce que c'est souvent caché profondément, tandis que les psychothérapeutes sont neutres et qualifiés. Je me suis rappelé de choses qui étaient enfouies à l'intérieur de moi depuis mon jeune âge. Je ne m'en souvenais même plus. On a des outils autour de soi, pourquoi ne pas s'en servir ? »

MIREILLE HUGUENIN

Réponse 3

« Prendre le temps de se connaître. La nouvelle génération est beaucoup plus orientée vers la connaissance de soi que ma génération. Même si vous travaillez beaucoup, accordez-vous davantage de moments de plaisir, de joie et d'équilibre dans votre vie. Je pense qu'il y a une urgence à le faire chez ceux qui ne le font pas. Se recentrer, apprendre à respirer, apprendre à se relaxer, faire le vide. Être en contact avec soi, avec les gens qu'on aime, préserver et protéger la nature, c'est ça qui est important. Être bien, participer à son bonheur, à sa joie, se réaliser comme être humain, c'est ça le secret de la santé. Quand on est en harmonie, le cancer n'a pas de raison de se manifester dans nos vies. Je ne tiens rien pour acquis, mais ça fait maintenant quand même tout près de dix ans que je suis en parfaite santé. Je m'amuse, puis je vis mes rêves. »

JOHANNE ROBITAILLE MANOUVRIER

Chapitre 11

ET SI L'ENNEMI ÉTAIT SOI-MÊME ?

Les premiers récits décrivant le cancer remontent à l'Égypte ancienne, il y a 3 000 ans, mais on a aussi découvert des tumeurs osseuses sur des squelettes datant de l'ère préhistorique. Le cancer existe depuis toujours, aussi bien chez les plantes que chez les animaux, et toutes nos théories sur cette maladie évoluent avec le raffinement des connaissances, mais, à ce jour, aucune ne réussit à expliquer le cancer d'une manière satisfaisante.

Pour Hippocrate, le cancer était causé par un excès d'une des quatre « humeurs » du corps, soit la bile noire. Appuyée par le médecin Galien, cette théorie fut la plus populaire pendant plus de 1300 ans[1]. Au XVIIIe siècle, le chirurgien Sir Percivall Pott démystifia le rôle de l'environnement et de l'inflammation en élucidant le « cancer des bourses des ramoneurs », les tumeurs qui poussaient sur le scrotum des nettoyeurs de cheminées. Il démontra que ces tumeurs étaient causées par le frottement du scrotum à la corde enduite de suie que les ramoneurs utilisaient pour descendre dans les cheminées. Pott mit ainsi en évidence le premier cancer professionnel induit par un carcinogène (les résidus de combustion de houille) issu de l'environnement.

Alors que le rôle de la psyché avait déjà été remarqué dans l'Antiquité, ce fut surtout au XXe siècle, avec l'émergence de la psychobiologie, que la théorie de la psychogénèse du cancer fut développée[2-3]. En 1969, alors que Neil Armstrong marchait sur la Lune, une de ces théories non matérialistes fut exposée par le Dr Graham Bennette, du Conseil britannique d'oncologie, lors d'une conférence à l'Académie des sciences de New York[4]. Selon sa vision, les gènes d'une cellule répondraient à des variations de l'environnement cellulaire, qu'elles soient d'origine physique ou psychologique. Cet environnement est représenté par ce qui est à l'extérieur de cette cellule, tout comme l'environnement de l'être humain (l'ensemble des cellules) est constitué par ce qui est à l'extérieur de sa peau. Dans une situation psychologique très difficile, un individu peut percevoir l'environnement comme hostile, ce qui engendrera chez lui un sentiment d'isolement de l'univers. C'est une rupture du lien qui unit l'homme et son environnement. C'est un sentiment de séparation, d'aliénation, de solitude, de compétition ou de vide. Étant donné que le mental de l'être est aussi l'environnement de la cellule, ce SENTIMENT aurait un retentissement sur cette dernière. En se sentant détachée du corps, la cellule serait naturellement poussée à changer d'identité et à agir isolément[4-5], c'est-à-dire en « mode cancéreux ».

Bien que cette approche fût appuyée par beaucoup d'observations faites en clinique et en laboratoire, elle fut qualifiée d'absurde par les généticiens qui considéraient l'ADN comme une substance figée et non modulable par l'environnement[4]. De plus, comme ils postulaient que l'ADN pouvait expliquer à lui seul le « secret de la vie », tous les éléments de la personnalité et du mental devaient être inscrits de la même manière dans le génome. Si tout est dans l'ADN, alors, forcément, toutes ces visions non matérialistes sont des balivernes ! Le cancer serait causé par une mutation aléatoire des gènes, que nous pourrions contrer par des traitements physiques ! Mais le cancer, lui, ne changea pas son cap.

La théorie la plus récente pose que, si le cancer existe chez tant d'animaux et d'humains et que son incidence augmente, c'est qu'il n'est pas dû à des mutations aléatoires dans les gènes, mais qu'il serait le fruit d'un mécanisme bien rodé. Plutôt que de créer des gènes mutants, les cellules cancéreuses se « brancheraient » sur un système de navigation performant, régulé, déjà en place, un mode basique et implacable déjà inscrit dans leur génome. Les cellules qui deviennent cancéreuses régresseraient et opéreraient de manière primitive, par l'intermédiaire des gènes apparus tout au début de l'évolution. Elles proliféreraient alors de manière isolée, sans savoir qu'elles le font à l'intérieur du corps. De cette manière, elles ne répondraient plus aux signaux complexes, se dissocieraient de leur milieu et l'envahiraient[6].

Mais voilà le hic avec cette théorie : il est impossible d'attribuer le cancer à l'activation de gènes primitifs, puisque les tumeurs développent des vaisseaux sanguins, soit des gènes plus complexes, apparus plus tard dans l'évolution[6]. De plus, une grande controverse règne au sein des neurogénéticiens car, bien que beaucoup de conditions psychologiques ou psychiatriques soient héritées, on ne réussit pas à expliquer cette héritabilité uniquement par les gènes[7]. Les connaissances émergentes en épigénétique modifient l'approche des neurogénéticiens. La personnalité et les troubles mentaux ne sont plus uniquement reliés à nos gènes, mais aussi à notre environnement physique et psychologique[7].

Aujourd'hui, avec les nouvelles découvertes scientifiques, nous faisons marche arrière et revenons aux théories énoncées tout juste avant l'émergence de la génétique. Si tous nos gènes sont malléables, alors pourquoi pas ceux des cellules cancéreuses ? Et si notre conscience collective et personnelle exerce un contrôle sur l'ADN, qu'en est-il de l'inconscience ou de l'ego ? L'inconscience individuelle peut-elle être à l'origine de ce mode très primitif par lequel les cellules cancéreuses opèrent ? Assistons-nous à l'union de la psychobiologie avec la génétique ?

NOTRE CONSCIENCE EST LIÉE À NOS CELLULES

Notre conscience a une portée sur notre environnement ainsi que sur nos constituants, y compris sur l'ADN. Plus notre conscience évolue, plus nous réalisons que notre sens de séparation de l'environnement n'est qu'une illusion. Nous dépendons de notre environnement autant que de nos constituants. Selon les lois de la physique quantique, chaque être vivant est un vaste champ électromagnétique intelligent qui échange constamment des informations avec le champ géant et UNIQUE qui l'entoure. Aucune séparation d'avec ce champ magnétique n'est possible, ni entre l'environnement et nous, ni entre nos cellules et nous, car les limites n'existent que dans le monde matériel. Notre conscience, nos cellules et notre environnement sont tous interdépendants dans ce monde dont les éléments s'imbriquent comme des poupées russes[8-12]. À la manière d'instrumentistes, l'univers joue sur nous et nous jouons sur l'univers. Nous sommes une réflexion de la totalité et nous exerçons aussi une influence sur elle. De la même manière que notre cerveau est influencé par les fréquences environnantes, il influence aussi ce champ[10, 13-22]. Notre corps est une machine complexe formée de 50 trillions de cellules, elles-mêmes formées de molécules, chacune vibrant avec sa propre intelligence et liée harmonieusement à l'ensemble du corps[23]. Chacune de nos cellules mange, boit, respire, digère, élimine et se reproduit. Elle a aussi une peau (membrane) qui la protège, des structures qui la soutiennent et de l'électricité qui l'anime[24-25]. Notre respiration, notre régime alimentaire et notre mental constituent le vent, l'eau et le feu de nos cellules. En tant qu'univers de nos cellules, nous les influençons, et elles nous influencent. Toutes ces dépendances existent, mais l'ego nous en détache et nous aliène, nous faisant croire à un environnement physique séparé et hostile.

Le Dr Candace Pert, pharmacologue, a élucidé plusieurs de ces connexions entre la conscience et les cellules. Ses travaux montrent que notre activité psychique se communique à tous les systèmes de notre corps et à leurs constituants. Sur ce réseau, un flot constant d'informations fait que nos cellules deviennent porteuses de tout ce qui nous passe par la tête, c'est-à-dire nos pensées, nos émotions et nos croyances. Ainsi, le mental DEVIENT le physique[26]. Le Dr Deepak Chopra, endocrinologue, est du même avis. Tout est à la fois une manifestation du cerveau et de l'infinie vibration de tous les organes du corps[27]. Le corps interagit de manière identique avec le réseau mondial d'informations, de sorte que tout est tissé et interconnecté. Notre conscience serait possiblement la somme de la conscience de chacune des cellules de notre corps et, de manière simultanée, le chef d'orchestre qui commande l'action des cellules[13, 28-29].

Les recherches du Dr Bruce Lipton, biologiste, montrent que nos cellules communiquent aussi les unes avec les autres par « courant électrique », grâce à des antennes situées sur la membrane cellulaire[30], et que ces antennes captent les informations de l'environnement et permettent aux cellules de s'adapter en conséquence. Il y a donc non seulement une communication moléculaire dans notre corps, mais aussi une communication électromagnétique formée par des vibrations et des courants permanents, phénomène appelé « galvanotaxie »[30-32]. D'autres recherches démontrent que les cellules cancéreuses répondent aussi à ces courants et que cela aurait une implication dans leurs migrations, dans l'envahissement du corps et dans la formation de métastases[31, 33-34].

MODE EGO

À la vérité, notre corps serait similaire à une colonie très bien organisée. La colonie est la somme de tous ses constituants. Notre santé dépend de la santé de chaque cellule et de leur unité. Tout comme l'ego individuel est lié à un ego collectif[35], il est aussi lié à une notion d'identité cellulaire. Ce concept d'ego « cellulaire », ou ego « biologique », a déjà cours dans le monde scientifique et il est facilement compréhensible quand nous modifions notre vision du corps humain pour le considérer comme un réseau connecté de plusieurs « individus » cellulaires dont le mental est le chef[4, 30, 36-37].

L'ego est l'activité mentale de l'individualisme et de la recherche du pouvoir, fondée sur la peur. C'est le sentiment de détachement de l'unité de la vie ou de l'équation holographique. C'est le sentiment d'une séparation d'avec l'environnement. Nos cellules disposent de postes de télévision, d'Internet et de radio, tout comme nous. Elles se programment sur notre mental et clavardent sur notre réseau. Or, la peur transmet toujours le même message : « SAUVE QUI PEUT ! L'environnement est dangereux. » Quand on choisit uniquement la chaîne contrôlée par l'ego, on tombe dans un régime individualiste où c'est « chacun pour soi ». Le sentiment de séparation d'avec l'univers, comme toute activité mentale, pourrait alors être transmis à chacune de nos cellules. Elles peuvent, elles aussi, se croire séparées, changer d'identité et agir isolément[4, 13-32].

Comme le dit le Dr Lipton, nos cellules vivent normalement en communauté, avec des liens bien tissés et une coopération hors de l'ordinaire, sans égoïsme. Un manque d'harmonie peut toutefois en pousser quelques-unes à abandonner cette coopération[30]. Les cellules négatives se comportent de manière complètement égoïste par rapport au reste du corps. Au lieu de penser en « nous », elles pensent en « je ». Elles sont en mode ego. Elles se dissocient de l'identité du corps (comme Minak), l'envahissent, consomment toutes ses ressources et le détruisent. Bien sûr, une fois engagées dans cette quête, elles ne font que se détruire elles-mêmes, car elles ne réalisent pas que leur survie dépend de leur environnement. Elles ravagent leur écosystème (le corps), tout comme l'être humain détruit le sien (la planète) à cause de son ego. Les cellules négatives se comportent comme les milliards d'humains qui, par le passé, ont conquis et détruit leur entourage, en quête de pouvoir. Cette quête d'immortalité n'est qu'un mécanisme de survie, un mécanisme régi par la peur.

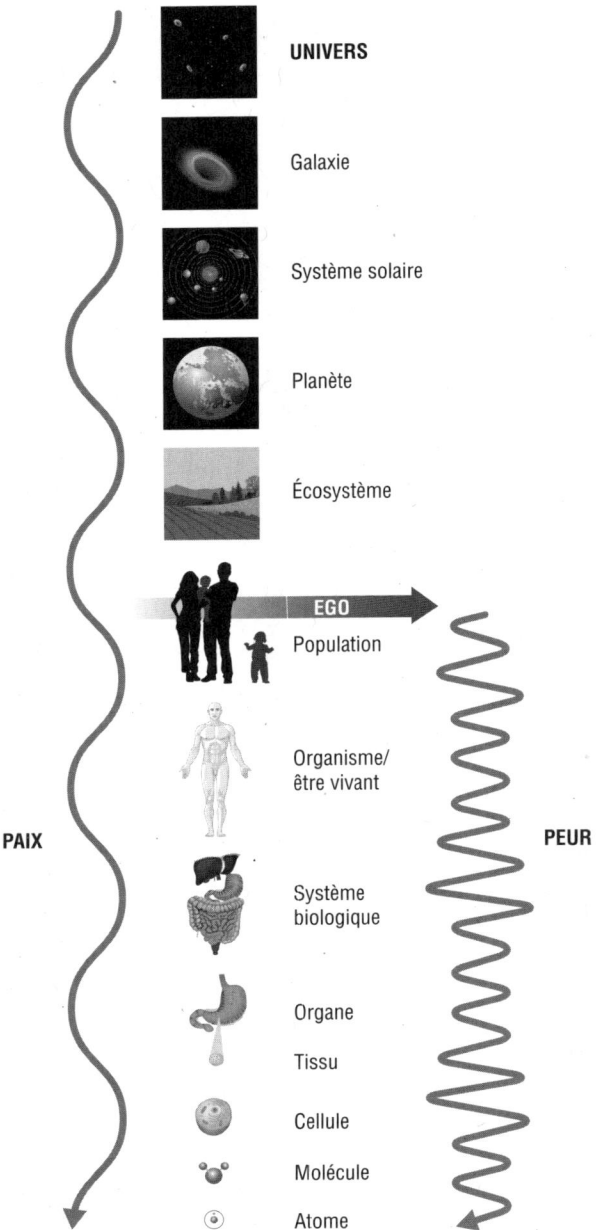

L'organisation holographique de la vie démontre une unité complète. l'ego nous détache constamment de notre appartenance au moment présent et nous soumet à un sentiment de peur, d'isolement et de compétition avec l'environnement.

David Servan-Schreiber, neuropsychiatre, développa à l'âge de 30 ans une tumeur cérébrale. Il prit alors conscience de ses carences, élabora une nouvelle dimension de soins et publia un livre sur ces approches complémentaires :

« Au total, le changement d'attitude qui semble protéger le mieux contre le cancer correspond au processus de maturation valorisé par toutes les grandes traditions psychologiques et spirituelles. […] De cette démarche découle un sentiment de gratitude pour la vie telle qu'elle est, une sorte de grâce qui vient aussi baigner notre biologie[38]. »

À la suite de la publication de ses livres, ce médecin est devenu un expert du domaine « anticancer ». Vingt ans plus tard, il avait réussi à tripler le taux de survie moyen des malades comme lui, grâce à des méthodes alternatives jumelées aux thérapies médicales reconnues. Par contre, ce qui causa sa grave récidive en 2010 (le cancer devait finalement l'emporter en juillet 2011), c'est à la fois ce qui lui procura son succès phénoménal et ce qui lui fit perdre le moment présent :

« ... en m'imposant un rythme de travail harassant et excessif, je n'ai pas assez pris soin de moi, et ce, depuis bien des années. […] Les témoignages d'intérêt que j'ai reçus m'ont rendu si heureux que je me suis donné à fond à la défense de ces idées. […] Je me suis infligé d'innombrables décalages horaires. […] La défense de ces conceptions me tenait tellement à cœur que j'en ai purement et simplement oublié de me ménager. C'était trop. À la fin de l'année, j'étais littéralement épuisé. C'est à la suite de cela que la tumeur a réapparu. […] Je crois surtout que je me suis laissé aller à une sorte de *péché d'orgueil*, car j'en étais venu à me sentir quasi invulnérable. Or, il ne faut jamais perdre son humilité face à la maladie. […] Une des protections les plus importantes contre le cancer consiste à trouver un certain calme intérieur. Pour ma part, je n'ai pas réussi à trouver ce calme et, aujourd'hui, je le regrette[39]. »

Le Dr Servan-Schreiber a ainsi réalisé que la gestion du mental est, probablement, la meilleure protection contre le cancer. Sans être nécessairement un facteur causal du cancer, l'ego, à en juger par les vertus des thérapies orientées vers la conscience, contribue certainement à son équation. À travers l'ego – par la peur, la fuite du moment présent, le détachement de l'univers, la négligence des messages du corps et la recherche du pouvoir –, l'être humain peut priver TOUT son corps des sentiments d'amour, de paix et d'harmonie. Quand il transcende l'ego, l'individu crée une paix dans l'écosystème qu'il constitue. Puisque l'ego (ce mode de survie nourri par la peur) engendre une sécrétion accrue d'adrénaline, il peut créer un environnement cellulaire nuisible par la stimulation directe des cellules négatives, par la libération de facteurs inflammatoires, par l'affaiblissement du système immunitaire et par la création de changements épigénétiques dans l'ADN. De plus, l'ego peut pousser les gens à adopter des habitudes de vie nocives sans prêter attention aux messages physiques ou émotifs de souffrance lancés par le corps.

Les nouvelles découvertes scientifiques nous proposent d'intégrer toutes ces théories sur le cancer et de le redéfinir comme une maladie environnementale.

Cela dit, cet environnement ne se limite pas uniquement à notre environnement en tant qu'êtres humains, mais comporte aussi l'environnement de chacune de nos cellules. Il ne comporte pas uniquement les composantes physiques de l'environnement, mais aussi l'environnement psychologique et immatériel. Le cancer est une équation comportant tous ces éléments.

Dans quelle proportion l'ego personnel contribue-t-il au cancer? Il faudrait examiner cette question à l'échelle de l'ego collectif. D'après vous, quel est le pourcentage des cancers qui découlent des choix que l'ego collectif a faits durant l'évolution?

Lectures suggérées

Molecules of Emotion, de Candace Pert[25].
The Field, de Lynne McTaggart[12].
On peut se dire au revoir plusieurs fois, de David Serban-Schreiber[39].

Conclusion

La crise de guérison, c'est une période de régression, ce qui veut dire, en réalité,
un processus de retour à la santé, vers la condition originelle de l'être.

HIPPOCRATE

Le cancer est une maladie multifactorielle mettant en cause des interactions entre nos gènes et l'environnement. Alors que nous étions concentrés uniquement sur la dimension physique du cancer, nous comprenons désormais que le monde physique n'est que la pointe de l'iceberg, la manifestation ultime d'un monde essentiellement immatériel. Les nouveaux outils de la science permettent de comprendre que les gènes ne forment pas notre destin. Avec un catalogue de séquences biologiques en place et avec des tests de plus en plus rapides, les chercheurs peuvent maintenant identifier leur fonctionnement par l'entremise des signaux de l'environnement interne et externe. En modifiant notre perspective du cancer, nous pouvons voir que ces éléments non physiques dans lesquels nous baignons ont aussi une influence sur notre santé. Le cancer survient quand l'équilibre cellulaire est en danger. La cellule, cet être vivant en nous, réagit elle aussi à la souffrance selon un mode de survie.

Les émotions négatives sont fondées sur la peur, soit la sécrétion d'hormones telles que l'adrénaline qui, à la longue, nuisent au corps. En plus d'activer les cellules cancéreuses, cette peur affaiblit le système immunitaire et modifie l'ADN. Le rythme de vie et les réactions aux événements journaliers modulent à la longue notre santé. Des événements tragiques et durs de la vie nous emprisonnent parfois, par la souffrance, dans la peur, l'analyse, le matérialisme, le jugement ou la lutte pour le pouvoir – course futile qui nous éloigne du bonheur, de la créativité, de la spontanéité, de l'amour véritable et de l'écoute de nos besoins. Ces derniers n'existent que dans le moment présent, lorsqu'on se sent en communion avec l'environnement. Une excellente façon de prévenir le cancer est donc la gestion de la peur (ou du « stress »), notamment par l'écoute des émotions et par le contrôle de l'ego. Elle permet d'éviter des comportements cancérigènes comme le tabagisme, le manque de sommeil, la mauvaise alimentation, l'alcoolisme, le manque d'activité physique et la peur des gens en sarrau blanc. Elle améliore aussi notre système immunitaire, spécifiquement les cellules NK qui ciblent le cancer, et elle permet même de moduler nos gènes. Y a-t-il des émotions distinctes liées à chaque type de cancer ? Peut-être. Mais je trouve qu'il est difficile de tirer de telles conclusions, puisqu'il n'y a aucun consensus quant à la définition des émotions. Cette question mériterait quand même une bonne exploration, en raison de son implication dans le traitement du cancer.

Nous sommes tous individuellement distincts, mais la voix de notre conscience nous indique que nous sommes aussi connectés au reste de l'univers. Nous sommes donc une dualité. L'univers auquel nous sommes liés est à la fois matériel et immatériel. Par contre, l'ego, ayant présentement une emprise importante sur notre fonctionnement social, nous empêche de le comprendre pleinement. Il est d'ailleurs curieux d'observer que les cellules cancéreuses, détachées de leur environnement, ont un comportement qui s'apparente à celui de l'ego.

L'ennemi était en nous.

Extrait du film PLATOON d'OLIVER STONE

Le cancer est un changement de voie du programme cellulaire génétique, fondé sur des informations provenant de l'ENVIRONNEMENT. L'environnement, c'est vous et moi ; c'est nous. Nous devons prendre conscience des causes du cancer, de manière individuelle et collective. Nos choix comme individus ou comme société modifient les conditions de nos cellules. Nous leur créons des intempéries et des désastres. Nous polluons notre environnement tous les jours par notre inconscience, que ce soit au niveau de l'air, des sons, de la nourriture, des substances toxiques, des ondes électromagnétiques, de notre mode de vie ou des émotions engendrées par le rythme de vie « rapide ». Nous sommes de plus en plus bombardés par des éléments cancérigènes que nous introduisons dans l'environnement, de sorte que nous pourrions graduellement nous détruire nous-mêmes. Quand nous redéfinissons le cancer comme un mécanisme de survie ancré dans chaque cellule, comme un code archaïque d'individualisme, nous réalisons aussi que notre conscience y est directement reliée. Cette dernière nous permet aussi d'être attentifs aux besoins du corps, qu'ils soient physiques, émotifs ou spirituels. Elle permet de moduler notre environnement et celui de nos cellules. La conscience influe sur tous les facteurs de l'équation du cancer. Les altérations épigénétiques peuvent être modulées, comme elles peuvent se transmettre aux prochaines générations. Nous pouvons influencer le tout par notre conscience.

La guerre est un processus régi par l'ego et le cancer est une condition qui existe depuis l'aube des temps. Or, nous remarquons que la situation empire depuis qu'on a déclaré la guerre au cancer. Lorsqu'un animal est attaqué, il adopte un mode de survie, puisqu'il faut bien qu'il sauve sa peau de l'environnement qui le menace. L'Organisation mondiale de la Santé prévoit une augmentation de 50 % de l'incidence des cancers d'ici 2020[1]. Si nous voulons stopper et renverser cette épidémie, nous aurons besoin d'élargir l'horizon actuel des connaissances. Une vraie cure n'implique pas une guerre, car la guerre va à l'encontre de la paix. Pour faire la paix, il faut intervenir à la source du problème et non pas s'acharner sur ses répercussions. Le cancer n'est pas une condition aiguë, comme une fracture osseuse. C'est une condition insidieuse, comme la prolifération des mauvaises herbes. Les traitements actuels servent à couper et à tondre les mauvaises herbes, mais un excellent moyen de les éradiquer est aussi de se préoccuper de la terre dans laquelle poussent leurs racines.

Par conséquent, le cancer ne devrait pas être considéré comme un problème, mais plutôt comme une *difficulté*[2]. La peur du cancer, enracinée dans nos croyances et véhiculée dans le monde, nous empêche de franchir cette difficulté et ne fait qu'augmenter les risques d'apparition de cancer. Les traitements médicaux sont d'excellents moyens de traiter les tumeurs avancées, et je suis fier, à titre d'oncologue, d'élaborer des stratégies pour améliorer ces traitements, mais ceux-ci font uniquement la guerre à une manifestation ultime, sans s'attaquer à ses causes. Une grande partie du travail de prévention revient à chacun de nous. Nous sommes des êtres multidimensionnels. Nous pouvons donc choisir individuellement et collectivement d'adopter une hygiène de vie qui nous permettra d'augmenter notre bien-être et de prévenir plus efficacement le cancer. En faisant certains choix dans les sphères physiques, émotives et spirituelles, nous pouvons réduire les quantités d'engrais que nous dispersons sur les mauvaises herbes et ainsi prévenir le cancer ou augmenter l'efficacité des traitements médicaux. Puisque les méthodes mentionnées dans ce livre agissent sur cette terre, elles dissolvent la frontière entre la prévention et le traitement. Compte tenu de l'impact du cancer et de ses coûts, il est grand temps d'étendre les programmes d'éducation préventive à tous les secteurs, y compris dans les écoles et les entreprises, avec l'unique but de devenir une société plus consciente et plus connectée[3-4]. La conscientisation devrait toucher tous les facteurs de risque du cancer déjà identifiés, dont ceux discutés dans ce livre. Il est futile d'essayer d'éteindre un feu et de le nourrir en même temps. Il est beaucoup plus sensé de cesser de l'alimenter.

Selon une étude publiée dans le réputé *Journal of the American Medical Association*, les effets secondaires médicamenteux seraient l'une des plus importantes causes de décès dans les hôpitaux des États-Unis[5]. D'autres auteurs indiquent que les maladies iatrogéniques (effets secondaires des traitements médicaux) seraient la troisième cause de ces décès[6]. Et pourtant, la prise de médicaments comme les antidépresseurs est en constante augmentation. En 2008, au Québec, les médecins ont délivré 11 millions d'ordonnances d'antidépresseurs pour une population de moins de 8 millions de personnes, ce qui équivaut à une somme de 341 418 068 $[7]. Or, contrairement à la majorité des traitements médicaux, le développement d'outils de la conscience est gratuit et n'a AUCUN effet indésirable. Au contraire, ces techniques accessibles à tous ont des effets secondaires positifs impressionnants !

Les aspects émotifs, physiques et spirituels doivent être à considérer dans une perspective élargie de santé qui tient compte des besoins des individus, de leur famille, de leur culture et de leur milieu. Il est primordial d'établir des programmes centralisés de soutien émotif et spirituel dans tous les centres oncologiques, car ces méthodes extrêmement efficaces complètent les traitements médicaux. Elles font d'ailleurs partie intégrante des nouvelles tendances thérapeutiques mondiales[8-24] qui ont cours dans les plus grands centres oncologiques[25-26]. Le futur oncologique est dans les thérapies médicales ciblées, combinées avec l'approche qui intègre l'être humain sous toutes ses facettes.

Le but ultime n'est pas pour nous de devenir invincibles, mais de vivre une vie heureuse, en parfaite communion. La santé en découle tout simplement. Nos attentes sont d'ailleurs un obstacle important à notre santé. Le fait de suivre les conseils de ce livre annule-t-il subitement les risques d'avoir le cancer ? Pas du tout. Les non-fumeurs ne sont pas à l'abri du cancer respiratoire et personne n'est à l'abri des polluants de l'environnement. Nous vivons dans un monde de plus en plus contaminé par des carcinogènes qui se retrouvent dans l'air, dans l'eau, sous nos souliers, et qui peuvent même passer à travers les murs. Si la maladie se déclarait, vous pourriez au moins vous dire que n'avez jamais jeté d'huile sur le feu.

Quant aux patients touchés par le cancer, tous ces conseils agiront en synergie avec les traitements médicaux et permettront de contrôler le cancer encore mieux, pour que son cours soit plus bénin. Ils permettent aussi de reprendre un certain contrôle sur son destin, de jouer un rôle actif dans la thérapie, ce qui ne peut que favoriser le retour à la santé.

Ce livre n'aurait pas pu être écrit il y a 10 ans, parce que nous n'avions pas encore assez de preuves scientifiques pour en soutenir les hypothèses. Les conclusions présentées ici proviennent de recherches effectuées dans de nombreux pays. Nous assistons à un véritable éveil planétaire. La révolution scientifique actuelle ramène l'optimisme dans nos vies, optimisme dont nous avait privés la vision aride du siècle dernier, selon laquelle nous serions des individus séparés du monde et gouvernés par la machinerie de nos gènes. À l'opposé, nous faisons aussi partie d'un grand tout et notre destinée est entre les mains de notre conscience collective et individuelle. L'univers entier est gouverné par des lois *communes*, et il est insensé d'imposer nos rêves et nos désirs à la nature sans tenir compte de ces lois. D'une certaine manière, le cancer surviendrait possiblement lorsque nous nous détachons de notre nature intime et de la nature qui nous entoure. Et cela passerait… par les gènes. Cette révolution scientifique appelle donc une intégration des théories sur le cancer et met un terme au dualisme. Par conséquent, *science* et *conscience* sont de nouveau réunies.

Épilogue

Les savants d'antan, comme Léonard de Vinci, Platon et Newton, étaient des généralistes de la vie, à la fois philosophes, artistes, mathématiciens et astronomes. Ils avaient une vision générale des connaissances et ont contribué à faire évoluer le monde. Avec la multiplication des savoirs et des populations de la Terre, nous avons assisté à la naissance d'une nouvelle race de scientifiques : les spécialistes. Chaque spécialiste contribue à creuser davantage le tunnel des connaissances dans son domaine, soit un embranchement de ce tunnel. Le tronc de la vérité se divise maintenant en branches. L'évolution scientifique du dernier siècle a divisé le champ de la science en plusieurs spécialités, mais n'a pas favorisé l'intégration de toutes les connaissances accumulées. Aucun cerveau géant ne regroupe tous ces cerveaux spécialisés, car le cerveau rationnel ne considère que les détails. Or, la branche seule ne peut vivre sans le tronc et les racines. Beaucoup de gens défendent LEUR vérité, mais trop peu défendent LA vérité. Cette vérité-là, c'est la somme de toutes les vérités.

La conscience nous permet de revenir à la source, au tronc principal de toutes les vérités individuelles. Le progrès n'est possible que dans l'évolution de la conscience.

Vos cœurs connaissent en silence les secrets des jours et des nuits.
Mais vos oreilles se languissent d'entendre la voix de la connaissance en vos cœurs.
Vous voudriez savoir avec des mots ce que vous avez toujours su en pensée.
Vous voudriez toucher du doigt le corps nu de vos rêves.
Et il est bon qu'il en soit ainsi.
La source secrète de votre âme doit jaillir et couler en chuchotant vers la mer,
Et le trésor de vos abysses infinis se révéler à vos yeux.
Mais qu'il n'y ait point de balance pour peser votre trésor inconnu,
Et ne sondez pas les profondeurs de votre connaissance avec tige ou jauge,
Car le soi est une mer sans limites ni mesures.
Ne dites pas : « J'ai trouvé la vérité », mais plutôt : « J'ai trouvé une vérité. »
Ne dites pas : « J'ai trouvé le chemin de l'âme. »
Dites plutôt : « J'ai rencontré l'âme marchant sur mon chemin. »
Car l'âme marche sur tous les chemins.
L'âme ne marche pas sur une ligne de crête, pas plus qu'elle ne croît tel un roseau.
L'âme se déploie, comme un lotus aux pétales innombrables.

KHALIL GIBRAN

REMERCIEMENTS

Je désire remercier tous ceux qui m'ont soutenu durant la rédaction de cet ouvrage, soit ma conjointe, ma famille, mes amis, mes collègues, mes professeurs et particulièrement les patients interviewés qui, dans l'intérêt du public, ont accepté de partager avec celui-ci une partie intime d'eux-mêmes.

Dr Christian Boukaram

INTERNET : drboukaram.com

TWITTER : https://twitter.com/drboukaram

FACEBOOK : facebook.com/drboukaram

TABLE DES MATIÈRES

Introduction 11

Chapitre 1
L'histoire du roi 13

Chapitre 2
Paradigmes d'oncologie 15

Chapitre 3
Le retour des émotions 21
    Le lien manquant? 21
    Le danger de l'adrénaline 28
    Le rôle des émotions 31
    La nature des émotions 33
    Les émotions primaires négatives 35
    Les points importants 40
    L'inconnu universel 41

Chapitre 4
Au-delà des frontières 43
    Briser les dogmes 43
    La séparation corps/esprit est fictive 44
    Lumière et matière 47
    Les détecteurs partiels 50
    La conscience se manifeste 53

Chapitre 5
Épigénétique: les gènes ne forment pas notre destin 55
    Dieu ou l'évolution 56
    ADN – chef ou ouvrier? 59

Chapitre 6

Vous, moi et l'univers 67
    Je suis l'environnement 67
    La communication quantique 69
    L'évolution de la conscience 70
    La dualité en nous 71
    La régénération de la salamandre 82

Chapitre 7

L'équilibre de la santé 87
    L'éveil des miraculés 87
    Les trois composantes de la santé 90
    Mode d'emploi 91
    Prévention médicale 95

Chapitre 8

La santé émotionnelle 97
    Les arts créatifs 99
    Sourire et rire 100
    Les interactions personnelles 101
    Comprendre les émotions 103
    Limiter les pensées négatives 108
    L'hypnose 108
    La lumière 111

Chapitre 9

La santé spirituelle 115
    Croire 116
    Le moment présent 121
    La nature 124
    Méditer 126
    Sortir de l'ordinaire 129
    Redéfinir le bien et le mal 132
    Affronter sa mort 135
    Avoir des buts personnels 137
    Le yoga 139

CHAPITRE 10
La santé physique et autres outils 141
    Écouter son corps 141
    L'exercice physique 142
    Le soleil 143
    Le sommeil et les rêves 147
    Respirer 148
    Les massages thérapeutiques 150
    Le régime alimentaire 151

CHAPITRE 11
Et si l'ennemi était soi-même? 155
    Notre conscience est liée à nos cellules 157
    Mode ego 158

Conclusion 163

Épilogue 169

RÉFÉRENCES SCIENTIFIQUES

Ce livre est le fruit de mes nombreuses observations cliniques et de recherche. Les informations qui y sont rapportées s'appuient sur de nombreux articles scientifiques.

Par souci de rigueur scientifique et de transparence, et pour permettre au lecteur de les consulter facilement, les références scientifiques de cette édition parue en novembre 2011 se trouvent sur le site Internet des Éditions de l'Homme à l'adresse suivante:

editions-homme.com/fichiers/references-anticancer.pdf

Suivez-nous sur le Web

Consultez nos sites Internet et inscrivez-vous à l'infolettre pour rester informé en tout temps de nos publications et de nos concours en ligne. Et croisez aussi vos auteurs préférés et notre équipe sur nos blogues!

EDITIONS-HOMME.COM
EDITIONS-JOUR.COM
EDITIONS-LAGRIFFE.COM

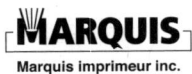

Marquis imprimeur inc.

Québec, Canada
2011

Achevé d'imprimer au Canada
sur papier Enviro 100% recyclé

   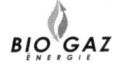